クスリやサプリには、もう頼らない！

生命素粒子自己療法

(一社)生命素粒子自己療法普及協会 会長
徳良悦子
Tokura Etsuko

たま出版

目次

第2章　生命素粒子自己療法　技術編…………21

第1章

生命素粒子自己療法 知識編

病気と体の関係がよくわかる
健康と体の関係がよくわかる
生命素粒子とは何か？

生命素粒子とは何か？

生命素粒子とは、私達人間が生きているために必要不可欠な素粒子のことです。

私達の体内から常に生まれている、この世で最小の活動物質です。

私達の体に存在している生命素粒子が涸《か》れると、私達は死にます。

私達の体の中から発生している生命素粒子が止まると、私達は死にます。

私達の体の中から発生する生命素粒子が弱く少ないと、私達は病気になり、また、ケガをします。

体が健康で、意識も健全な人は、常に生命素粒子が正常に発生し、涸れることのない人であり、生命素粒子は人にとってなくてはならない存在なのです。

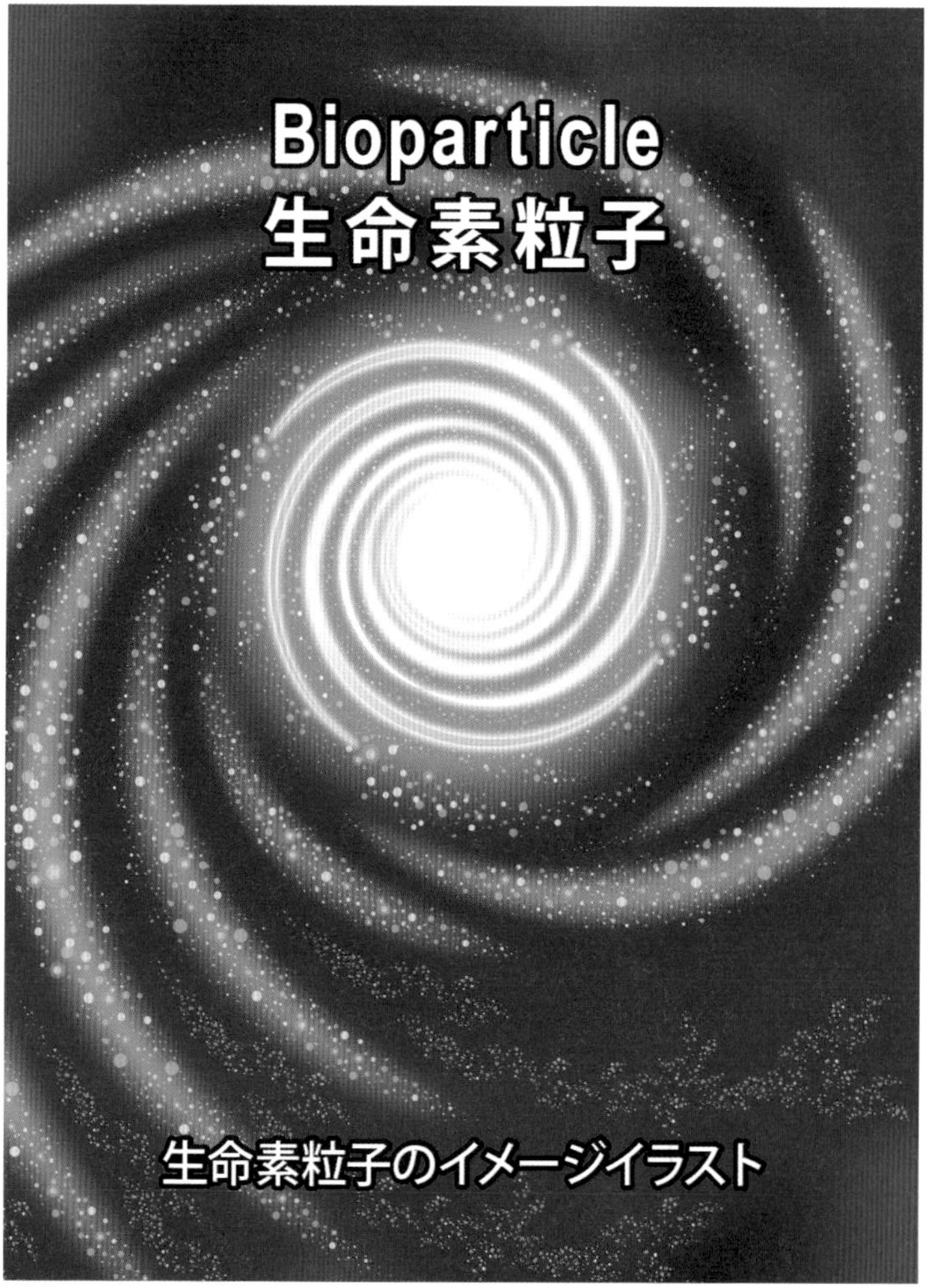
Bioparticle
生命素粒子
生命素粒子のイメージイラスト

私達と生命素粒子との関係

生命素粒子は、この世で生まれ、私達を形づくり、私達の死とともに、この世で消えていきます。

生命素粒子は、見ることも触れることもできないくらい小さな素粒子ですが、工夫をすれば自ら発生させることのできる身近な素粒子です。

私達が見ることも、触れることもできない小さなものを、形而上の世界と表現していますが、別世界のことではありません。

すべて、この世の出来事です。

私達人間は、生命素粒子でできていますから、生命素粒子の本質を、誰でもが共通して持っているのです。

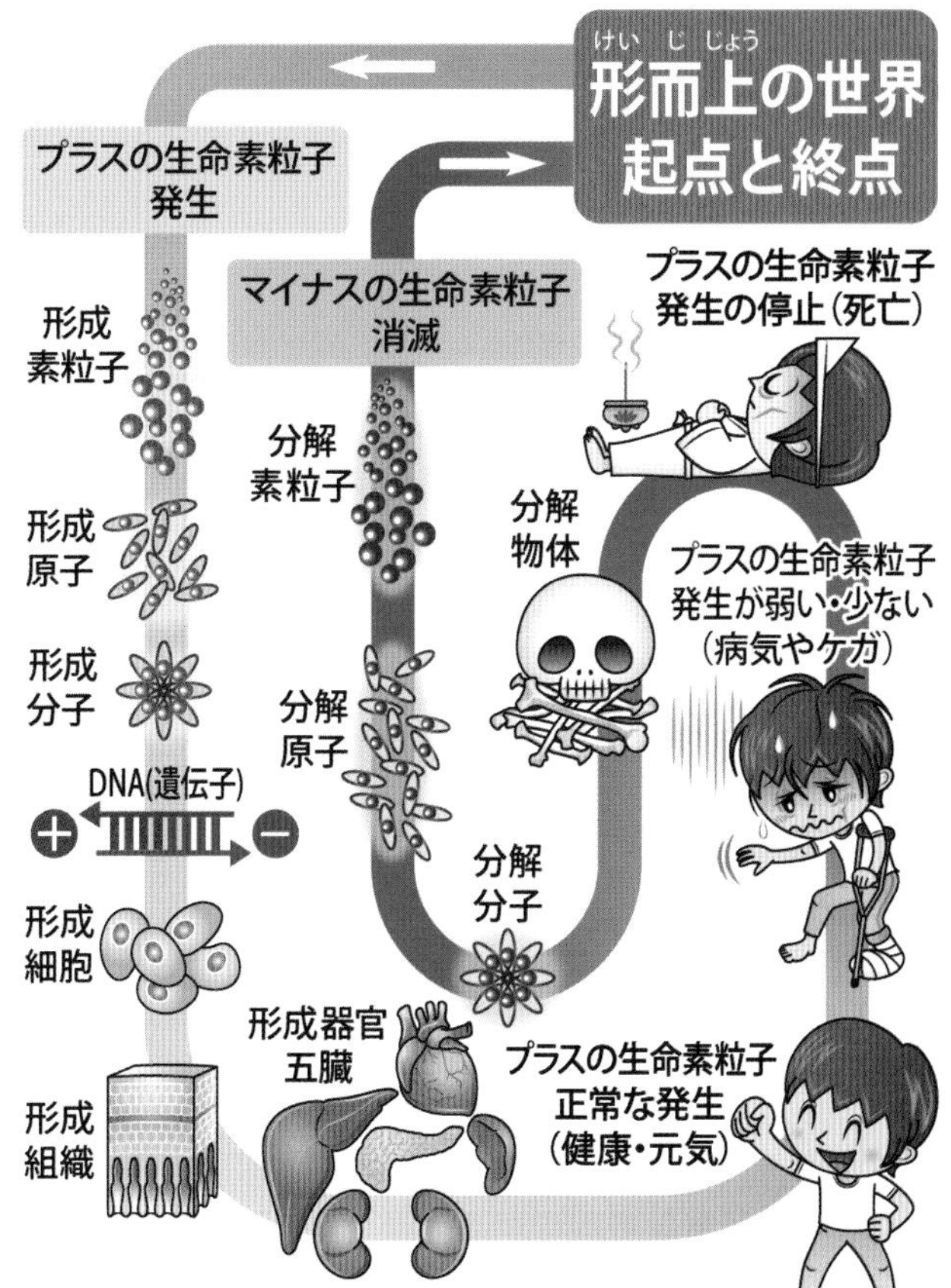

生命素粒子の発生と消滅
人の誕生・病気・死亡・消滅のチャート図

生命素粒子に触れてみよう。生命素粒子自己療法

見ることも触ることもできない、意識することさえもできない生命素粒子ですが、体感的に知る方法が一つあります。

生命素粒子自己療法という技術を使って生命素粒子に触れてみましょう。

ガンや難病、治らないと言われている病気、治せないと言われている病気は、不思議な出来事ではありません。

生命素粒子を、自ら正常に体内に発生させ、すべての病気を治す源である臓器を意図的に、正常に活動させることができるようになれば、あなたが患っているガンを含むすべての病気は、完治します。

あれこれと思い悩む前に、生命素粒子自己療法をやってみましょう。

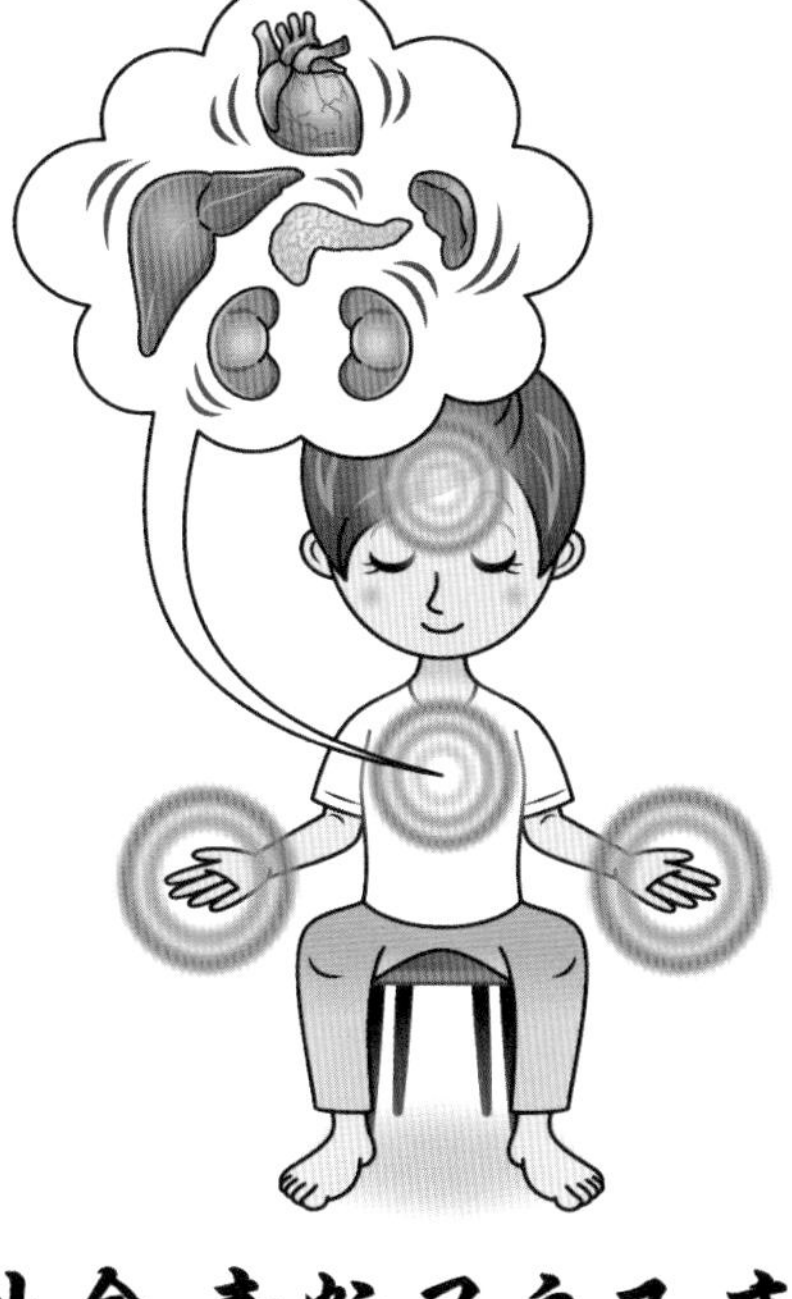

生命素粒子自己療法
一心不乱に縋《すが》りつくこと
必ず運命は好転する

体の病気や心の病気を治す早道

あなたがガンを患い苦しんでいる人であれば、早期快復する方法を知りたいと思うでしょう。

あなたが難病を患い苦しんでいる人であれば、早期快復する方法を知りたいと思うでしょう。

あなたが体の病気を患い苦しんでいる人であれば、早期快復する方法を知りたいと思うでしょう。

あなたが心の病気を患い苦しんでいる人であれば、早期快復する方法を知りたいと思うでしょう。

もう、思い悩む必要はありません。

答えは簡単です。

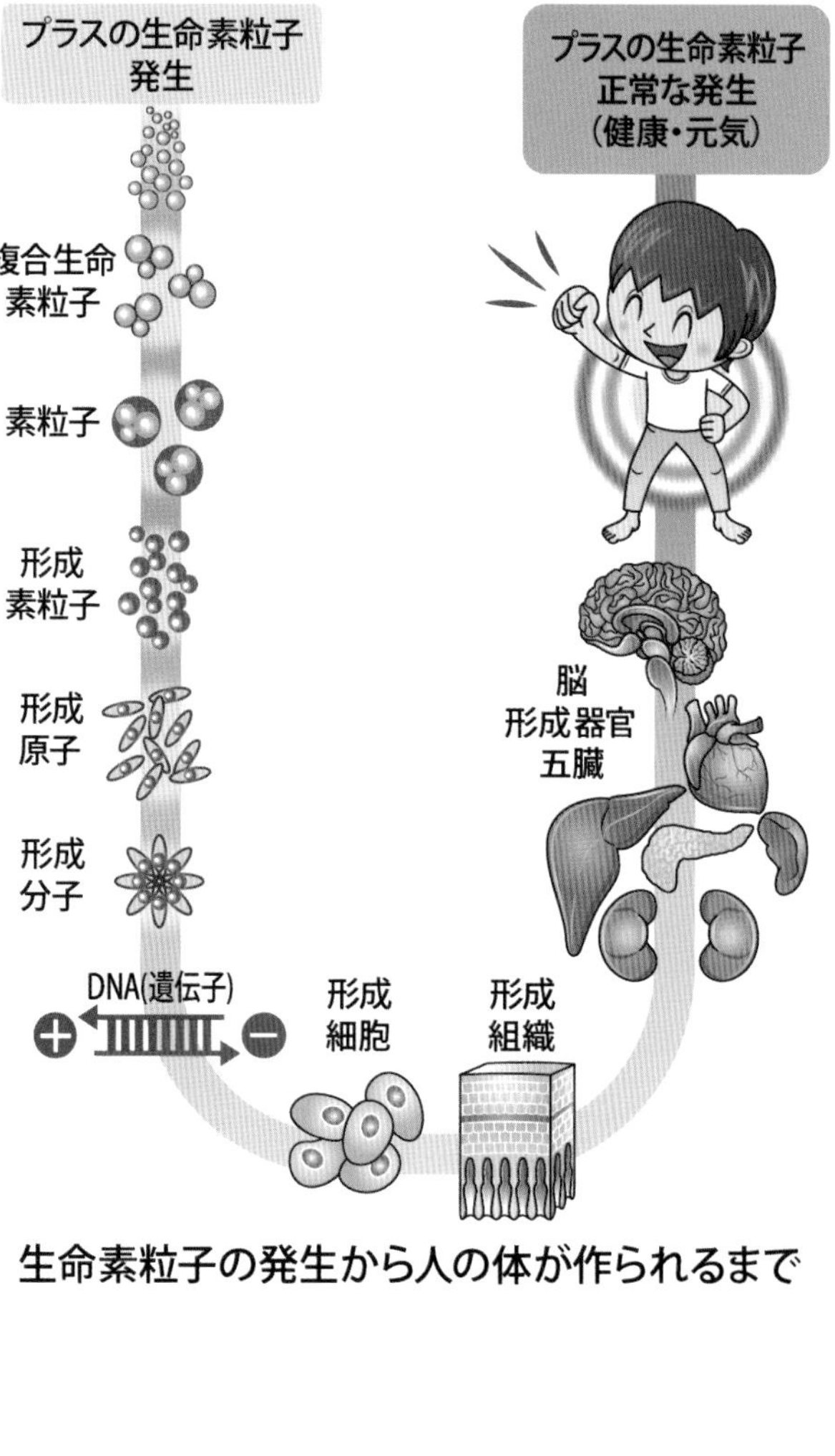

生命素粒子の発生から人の体が作られるまで

まずは、自分自身の体の仕組みを知るところから始めましょう。

体の仕組みを、あなたが専門家のように細部まで詳しく知る必要はありません。

体の仕組みから病気の原因、完治する方法まで、簡単に理解できます。


自分の脳・肺・肝臓・心臓・脾臓・膵臓・腎臓・胃・腸・泌尿器系・腕・肩・手・首・腰・足・骨・関節など、私達の体はすべて細胞から成り立っていることはよく知っていると思います。

あなたの病気を発症している箇所の病気細胞が、元気で正常な健康細胞に入れ換わり、体が正常な働きと作用に戻ることを健康快復・完治と言います。

この元気で健康な正常細胞は、正常なＤＮＡ（遺伝子・情報基盤帯）と、正常な細胞形成分子が合成され、生まれます。

健康細胞を作る正常なＤＮＡと正常な細胞形成分子は、今の病気を患っている状態では、自然に生まれたり作られたりはしません。

健康細胞は、それぞれの異なる特質を持った五つの臓器（肝臓・心臓・脾臓・膵臓・腎臓）が連携し、正常な働きと作用を起こすことで生まれるのです。

五つの臓器の連携した正常な働きと作用を、生存能力と言います。

私達人間は、自分の体内から発生する生命素粒子と、五つの臓器が連携して発揮する生存能力で生かされていると言っても過言ではありません。

生存能力の弱い人は、ガンになったり、難病を患ったり、心の病気を患ったり、様々な体の不調が出てきます。

生命素粒子の発生も弱く、病状を悪化・加速させます。

では、私達はどうしたら生存能力を高めたり、生命素粒子を正常に発生させ続けることができるのでしょうか。

本書で紹介する、生命素粒子自己療法を実践することで、五つの臓器（肝臓・心臓・脾臓・膵臓・腎臓）を健康にし、正常な働きを起こさせ、必要に応じた連携作用を起こさせ、ガンを消去したり、難病を早期快復させたり、心の病気を早期快復させたり、体の様々な不調を早期快復させたりできます。

あなたが、健康な体・安定した意識を手に入れた時から、悪運は消え去り、幸運がよみがえってくるでしょう。

健康な体と安定した意識で、自分に合った適切な行動ができます。

適切な行動をすることで、自分に合った良い状況が生まれます。

適切な状況の中で、自分に合った無理のない能力、お金や人脈・知識・経験・仕事・家族などが育まれます。

自分に合った適切な能力は、あなたに素晴らしい幸運環境を与えてくれるのです。

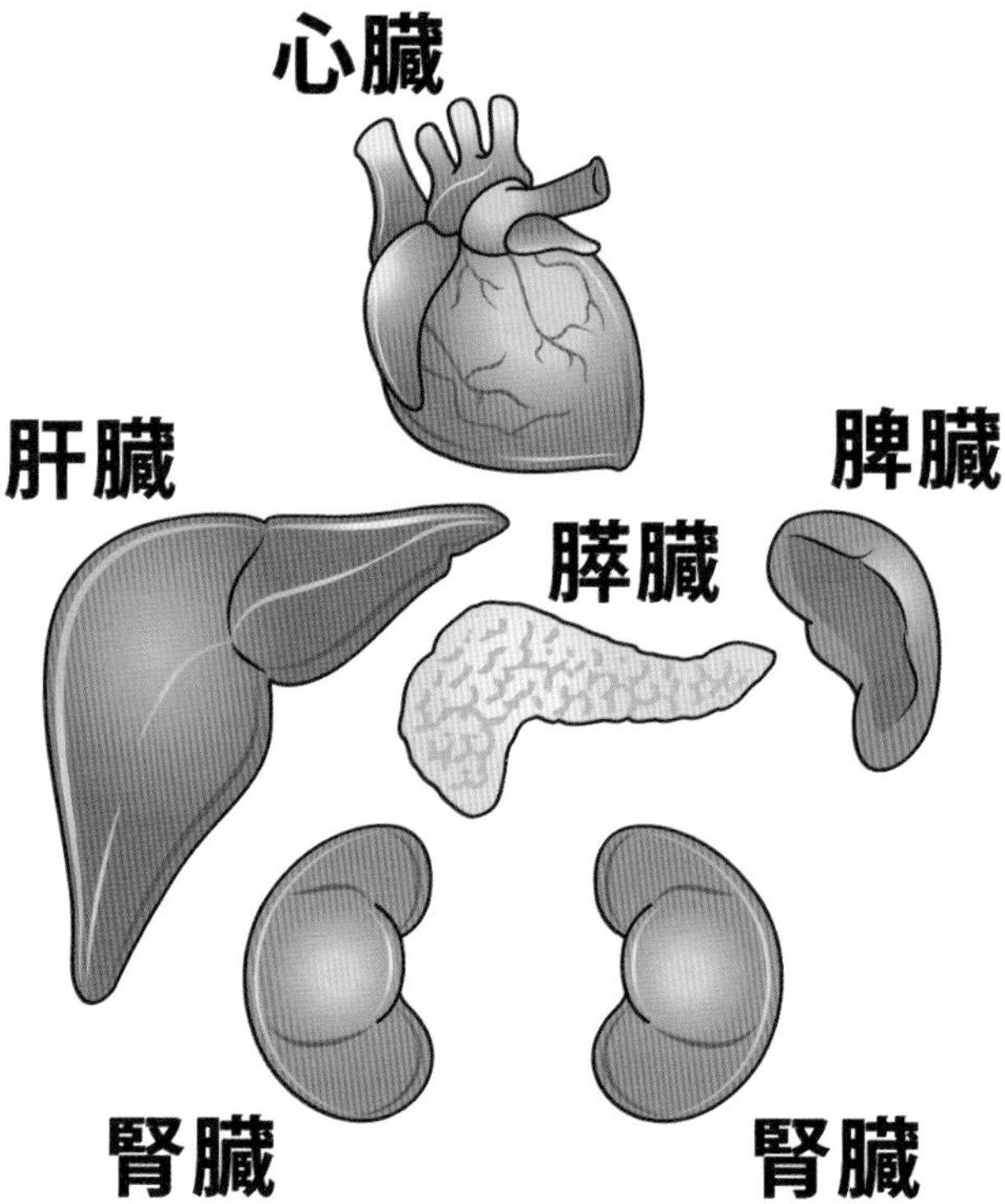

人の生存能力を生み出す五つの臓器

五つの臓器の本質

肝臓《かんぞう》（生み出す・終焉《しゅうえん》）
心臓《しんぞう》（進化発展・退化衰退）
脾臓《ひぞう》（形成集結・分解分散）
膵臓《すいぞう》（バランスを生む・バランスを崩す）
腎臓《じんぞう》（整える・乱す）

第2章

生命素粒子自己療法
技術編

生命素粒子自己療法　技術実習の準備

1、行う空間は、2メートル四方の広さをとってください（畳2枚分）。

2、椅子は、固めの、安定感のあるものを使用してください。

3、室内の電化製品の電源を切り、コンセントもなるべく抜いてください。

4、照明の真下で行うのは避けてください。

5、カーテンを閉め、外からの光が入らないようにしてください。

6、身に付けるものは、服以外、すべて外してください。

7、静電気防止のため、化学繊維の服はなるべく避けてください。

8、音楽・香料は、一切使わないでください。

9、準備ができたら、生命素粒子自己療法を始めます。

10、生命素粒子自己療法の手順に従い、正確に行ってください。

11、生命素粒子自己療法は、男女・年齢を問いません。病気の人も、ケガの人も、元気な人も、誰でも、生命素粒子自己療法を行うと、生存能力を高めることができます。

自分の五臓の位置を確認する

左ページのイラストは、前と後ろから見た健康な女性の五臓のイメージイラストです。

自分の五臓の位置を確認するには、背中から、肩甲骨と背骨の位置を目安に、五臓の位置を把握するのが一番良い方法だと思います。

両肩を上下に動かし、背中の肩甲骨の位置をまず確認してください。

肝臓は右肩甲骨の上下の長さで、横は背骨を過ぎたところまであります。

心臓は左右の肩甲骨の上から下の幅で背骨の中心に位置しています。

脾臓は左肩甲骨の中ほどから下5センチ過ぎたくらいに位置しています。

膵臓は左右の肩甲骨の下の部分に細長く位置しています。

腎臓は膵臓に重なるように背骨を中心とした左右にあります。

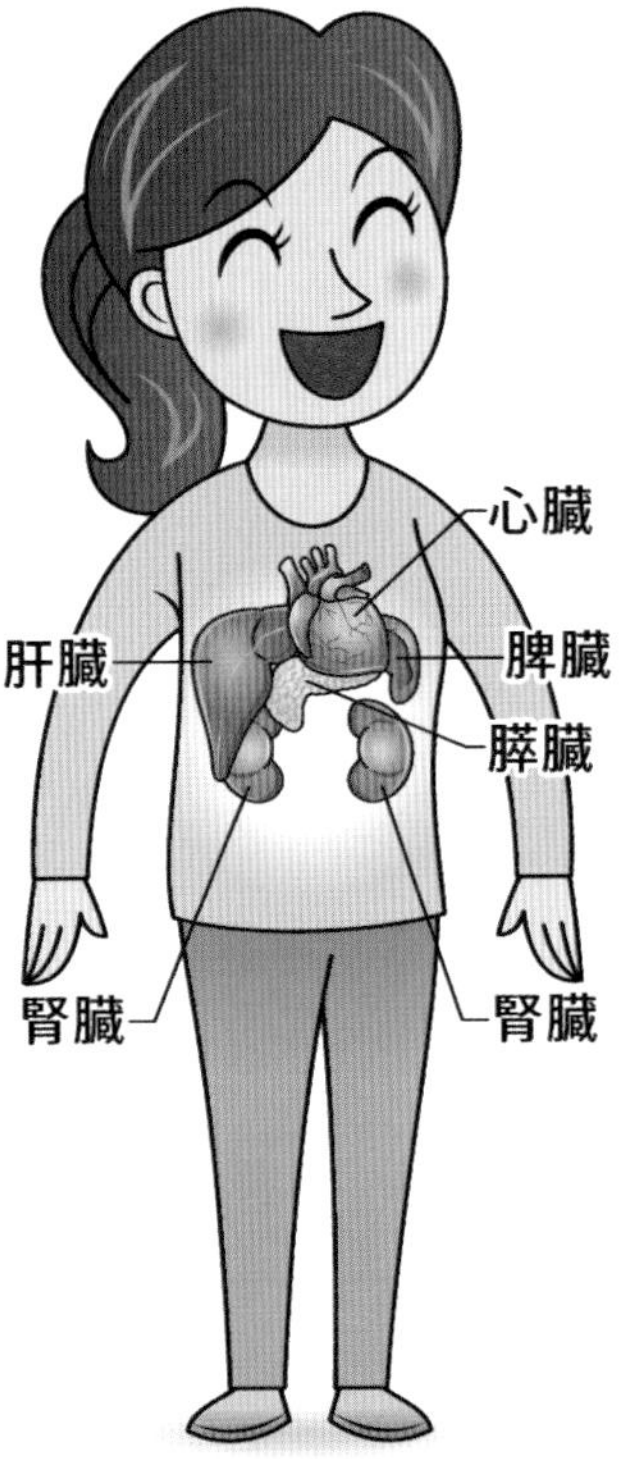

正常な五臓
（イメージイラスト）

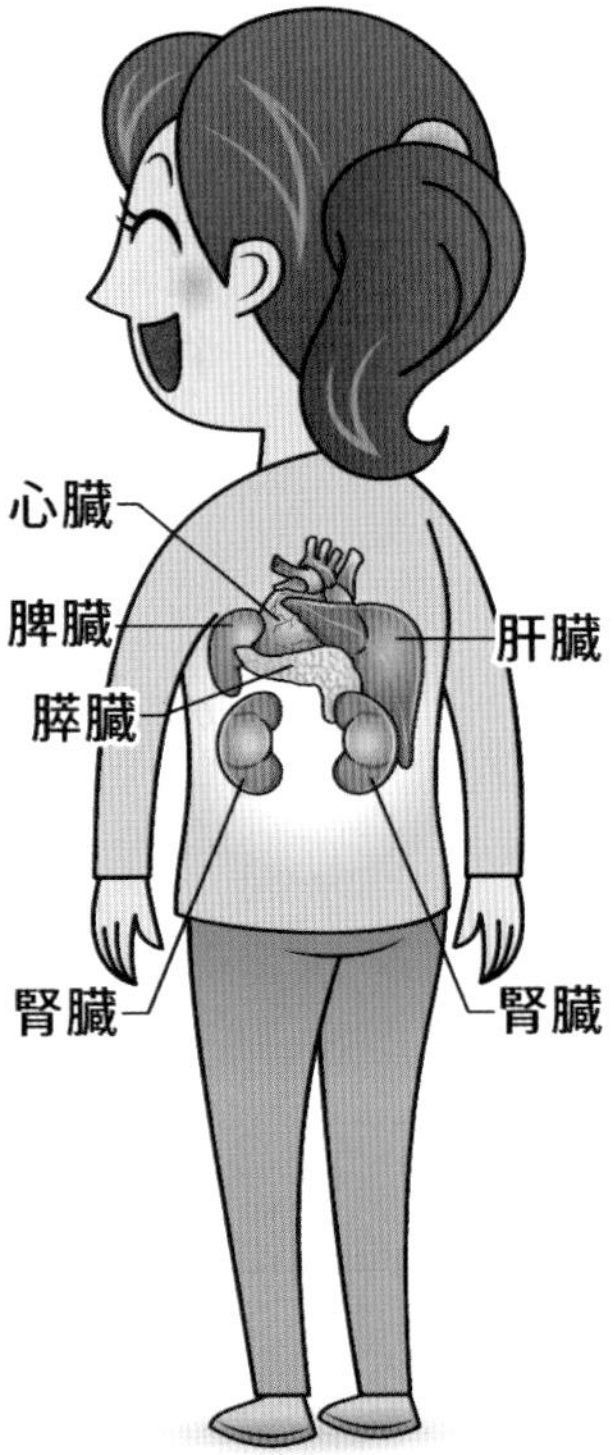

正常な五臓
（イメージイラスト）

手順1

五つの臓器（肝臓・心臓・脾臓・膵臓・腎臓）を、元の形に戻したり、元の位置に収めたりするために行います。

背筋を伸ばして、正座で行います。

ひざとひざの間・足首と足首の間は、こぶし二つ分位、空けてください。

両足のかかとに上半身の体重がかかるようにします。

手首は、上下左右にブラブラしてください。

首は、左回りに、軽く回します。

お腹は、フラフープをするように、ゆっくり左回りに大きく回します。

病気の重い人や、ケガの重い人は、思うように手順1の姿勢がとれないと思いますが、くり返し行い、イラストのようにできるよう頑張ります。

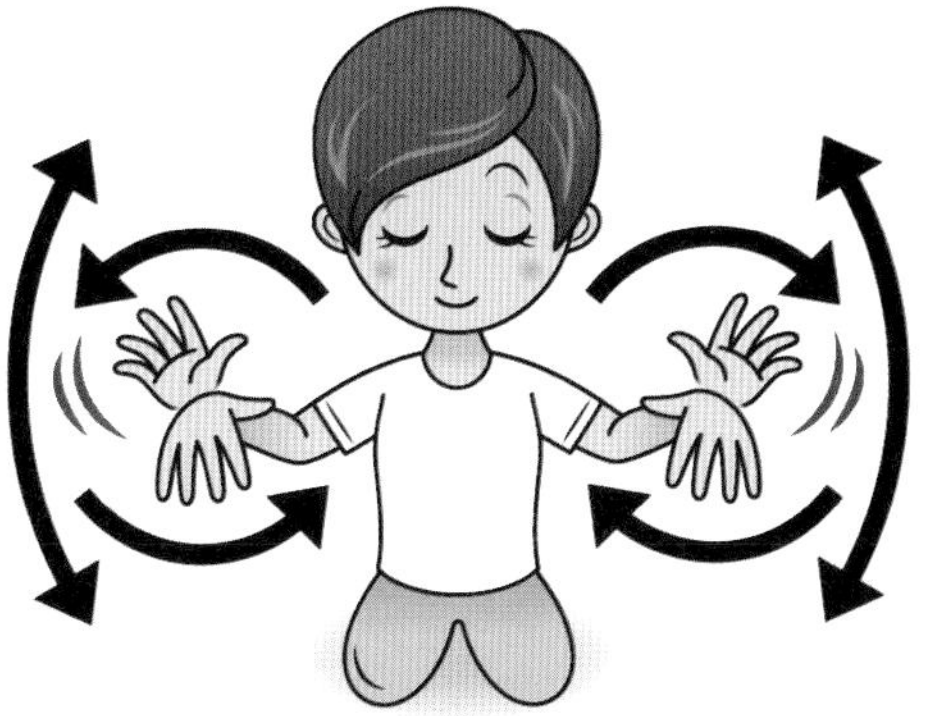

手首回しと手首ブラブラストレッチ。
ひざの間は、こぶし2つ分くらい空ける。

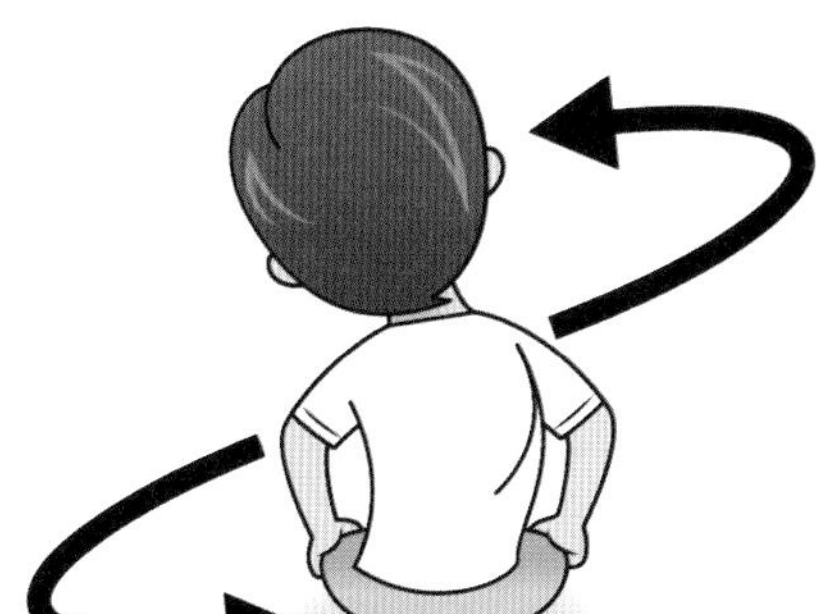

左首回しと左お腹回しストレッチ。
足首は、こぶし2つ分くらい空け、足先はまっすぐ伸ばす。

手順2

病気が重い人ほど、手順2の姿勢がとりづらいと思いますが、頑張ってできるようにしましょう。

五つの臓器（肝臓・心臓・脾臓・膵臓・腎臓）を元の形に戻したり、元の位置に収めるために行います。

手の平を床につけ、指先はひざの方向に向け、手首の間は、こぶし一つ分くらい空けます。

ひざとひざの間は、肩幅より少し広めに空けます。

胸とお腹を下にゆっくりつき出しながら、三十秒位、その姿勢をとります。手の平を浮かせないようにしっかりと床につけたまま、体をゆっくり後ろに倒したり、前に戻したりを、1分程、くり返します。

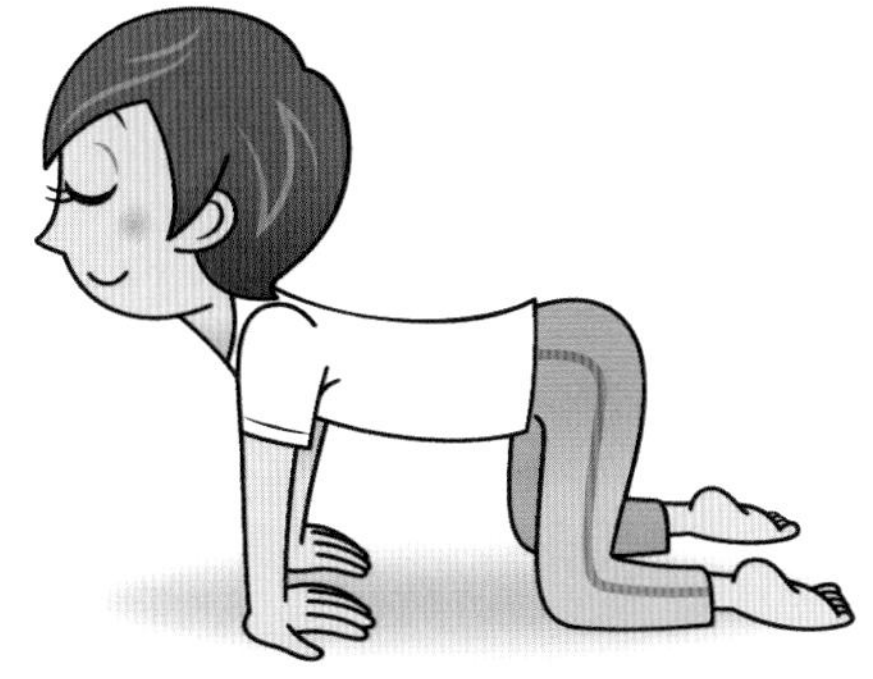

四つんばいストレッチ。
手首の間はなるべく狭くしましょう。

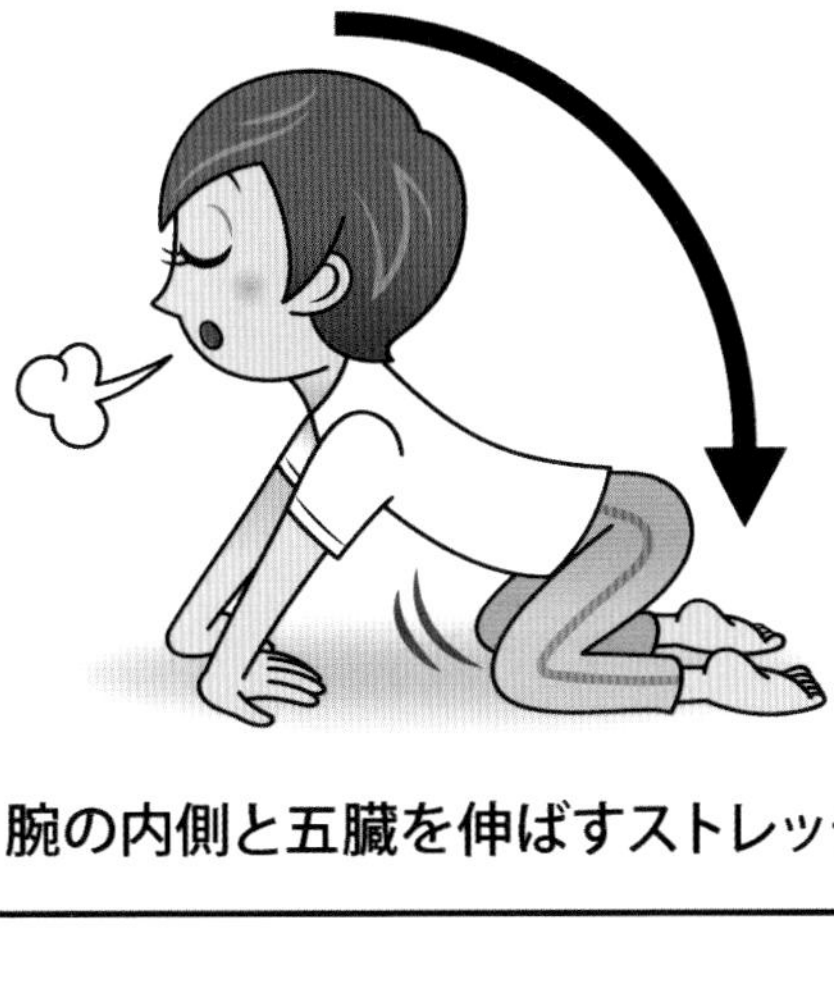

腕の内側と五臓を伸ばすストレッチ。

手順1・2の要点

ガンや様々な病を患っている人や、ウイルス・バイ菌等が原因で病を患っている人、ケガや心の病を患っている人すべてに共通していることは、体が固く、内臓も固く変形しているということです。

手順1と2を行うことで、固くなって変形している五つの臓器（肝臓・心臓・脾臓・膵臓・腎臓）をやわらかくし、正常な形に戻し、正常な位置に戻るようにしますから、常に五つの臓器を意識しながら行ってください。

五つの臓器が正常な位置に戻りやわらかくなると、他の臓器や器官もやわらかくなり、正常に戻ろうとします。

当然、体全体もやわらかくなり、手足の痛みやしびれ、肩や腰の痛みやしびれなども取れてきます。

最初は思うように手順1・2ができなくても、根気よく続けることが肝心です。

なるべく手順1と2のイラストの形になるように努力してください。

自己流で崩してはダメです。

五つの臓器（肝臓・心臓・脾臓・膵臓・腎臓）に生命素粒子を発生させるためには、五つの臓器をやわらかくし、五つの臓器の細胞を静かに活動させ、生命素粒子をたくさん発生させる状態をつくります。

その状態を意図的につくり出さなければ、五つの臓器に生命素粒子をたくさん発生させることができないからです。

寝たきりの人は、手順1も2もできませんが、腕を動かせる人は両手をバンザイをする様に思いきり伸ばしてください。次に10本の指を10秒くらいしっかり握り、次は10本の指を10秒くらいしっかり開きます。これを10回から20回くらいくり返し行うと、五臓が少しずつゆるんできます。

手順3

椅子に安定するように腰かけ、両目を閉じます。

呼吸を調えるため、体の力を抜き、深呼吸を10回程、行ってください。

イラストのように、両腕を肘から前方に90度位曲げて、手の平を上に向け、力を抜きます。

十本の指はすべて軽く伸ばした状態にします。

指が曲がったり丸まったり、力が入りすぎないよう、注意してください。

自分が水に浮かぶように、全身の力を抜いてください。

体が少し揺れても構いません。

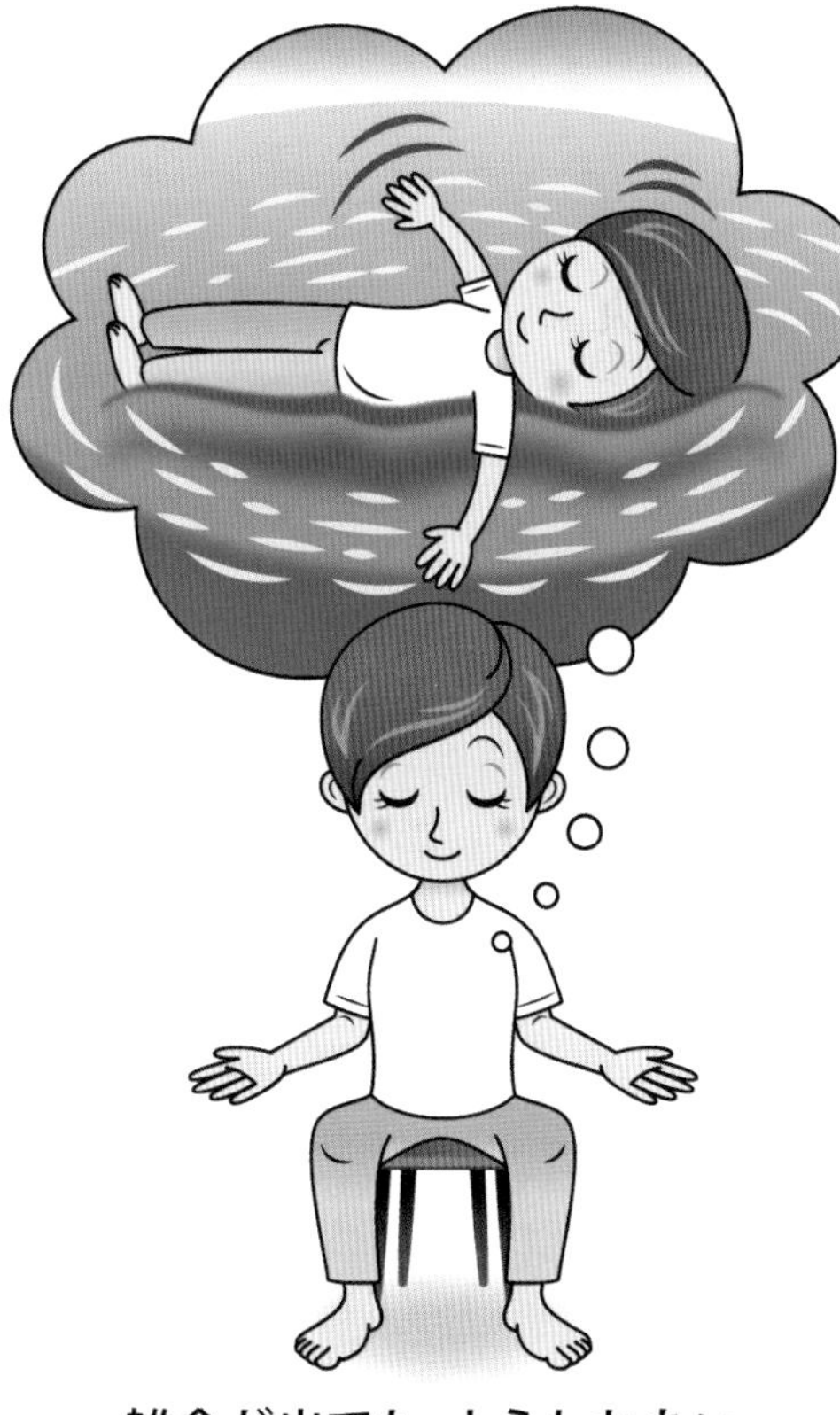

雑念が出ても、とらわれない。
水に浮かぶように力を抜こう。

手順4

手順3の状態を保ちながら、指先に意識を集中します。

両手の平を、上下5センチくらいの間隔で、ゆっくり交互に動かします。

体が少し揺れても気にしないでください。

指先に空気が触れる感覚が出てくると、指先と手の平の細胞が普段以上に活動し、生命素粒子が強くたくさん発生し始めます。

たくさん発生してくる生命素粒子は、流動し、手をボールのように包み込みます。

この感覚が出てきても、さらに続けます。

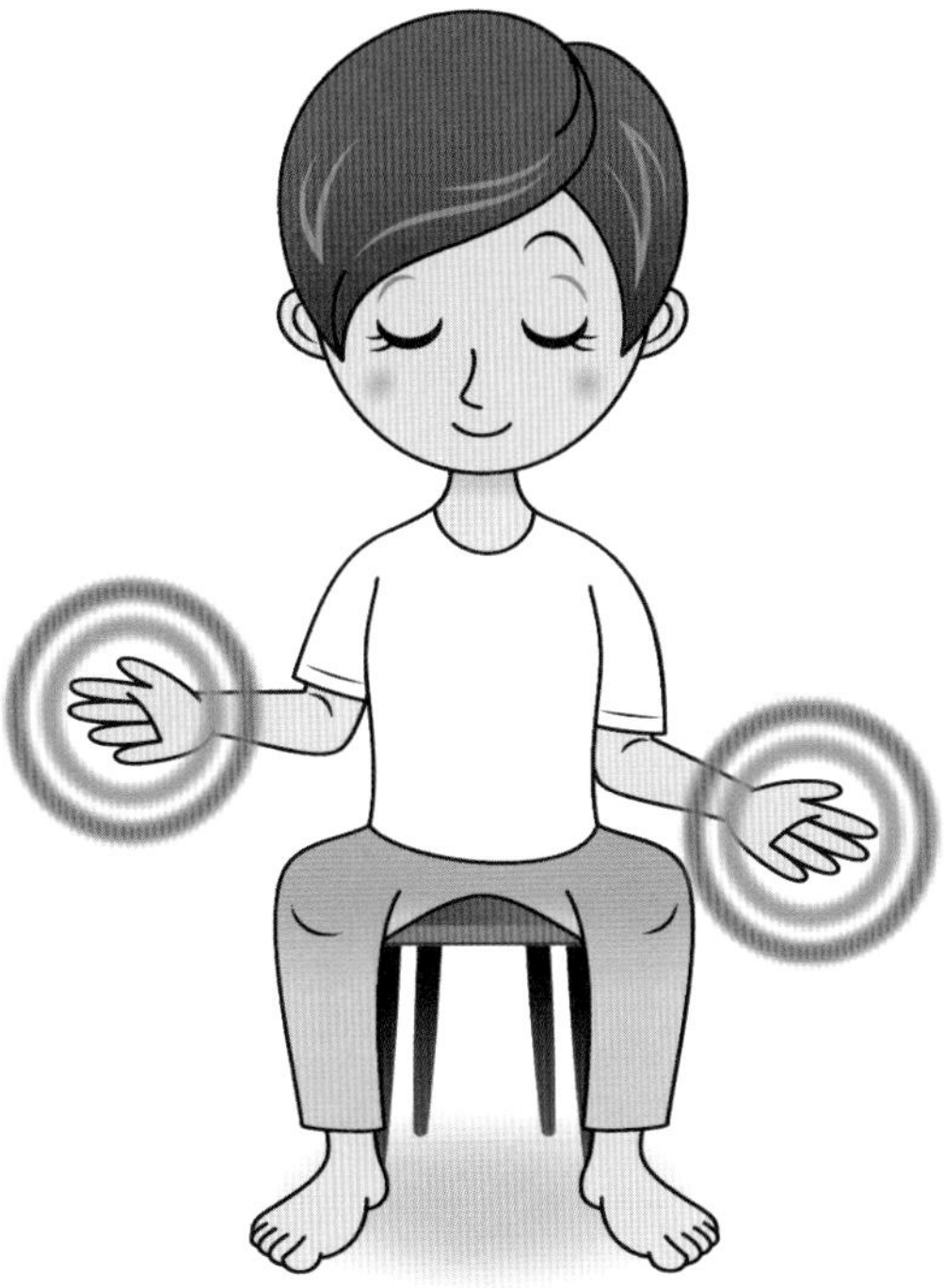

刺激のある生温かい感覚が
指先に出るのを感じよう。

手順5

手順4の状態を保ちながら、眉と眉の間に、もう一つ目がついている感じを強く意識します。

その目で、前方3メートル位先の1点を、力を抜き、ひたすらに見続けます。

眉と眉の間の細胞が普段より活発に動き始め、生命素粒子をたくさん発生させ始めます。

たくさん発生してくる生命素粒子は、流動し、眉と眉の間にボールのようなものがある感覚が強く出てきます。

この感覚が出てきても、さらに続けます。

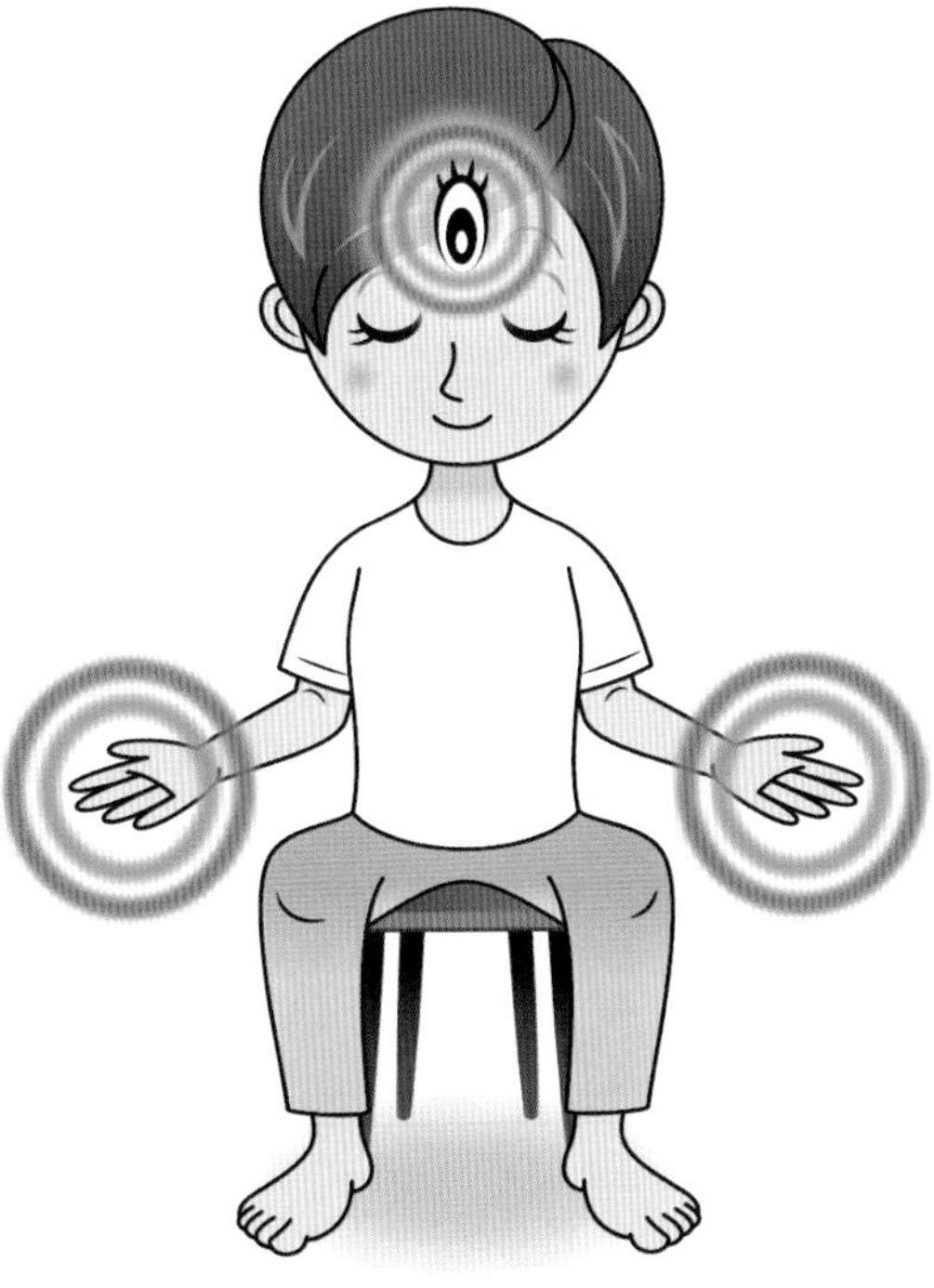

眉と眉の間の目で、一点を見続けよう。

手順6

両手の10本の指と、眉と眉の間に強くエネルギーを感じるようになったら、そのエネルギーを沈静化させるために、両目を8分開きくらいにして前をしっかり見ます。両手の平はひざに伏せて優しく置きます。

両手の10本の指と眉と眉の間のエネルギーが静まるまで続けます。

その間、自身の五臓を強く意識し続けてください。

生命素粒子自己療法の目的は、あくまでも五つの臓器（肝臓・心臓・脾臓・膵臓・腎臓）の内側から生命素粒子をたくさん発生させることですから、気功や手かざし・薬やサプリメント・電気や放射線のような強いエネルギーを求めることは絶対にしてはいけません。

10本の指と額のエネルギーが静かな状態になったら手順7に入ります。

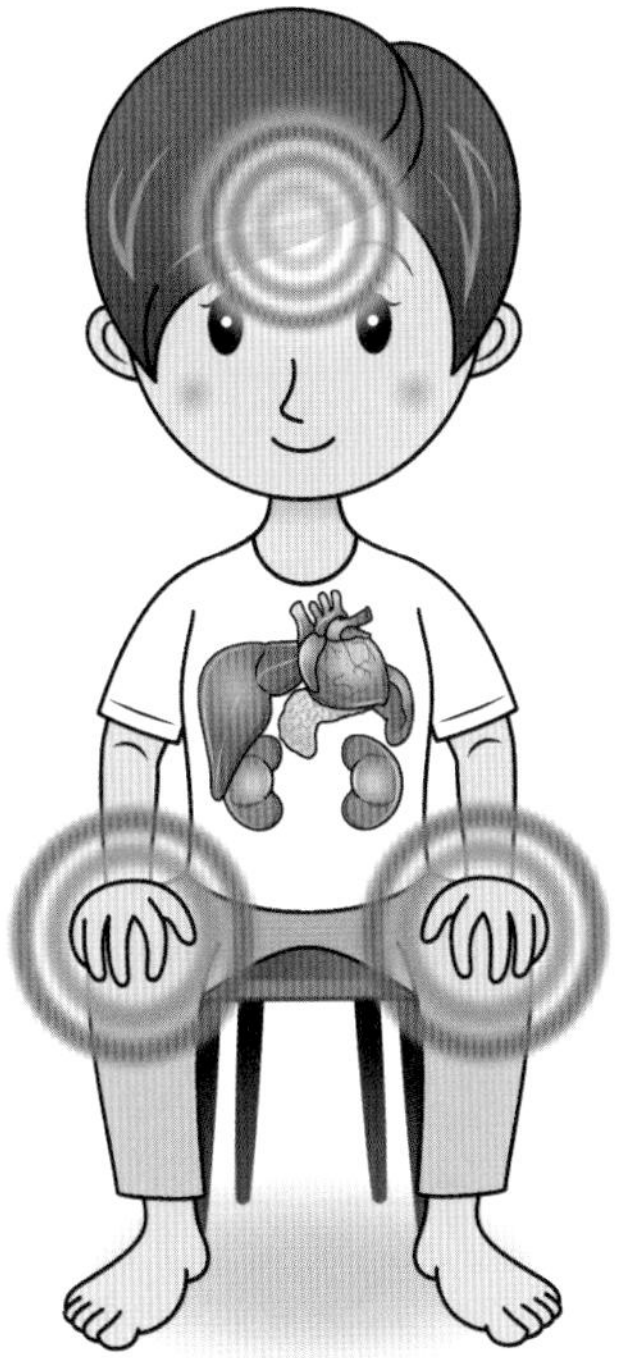

両手のエネルギーや、額のエネルギーが強くなりすぎた時は、
両手をひざの上に置き、目を開け、五臓を強く意識すること。

手順3・4・5・6の要点

手順3は、体全体の力を抜くというよりも、意識・心の力を抜くことを目的として行ってください。

手順4と5の、両手の平と10本の指・眉と眉の間の一ヶ所は、感覚神経細胞が特に発達しています。

手の平と10本の指を上下に動かし、眉と眉の間を強く意識し、目を閉じて前方を見ると、眉と眉の間と、手の平と、10本の指にある感覚神経細胞は活発に動き始めます。

連動して、周りの細胞も活発に動き始めますから、バランスの悪い生命素粒子が沢山発生し、流動し、手の平と10本の指・眉と眉の間は、エネルギーが包み込むような感じになります。

この手順4・5の行為は、バランスの悪い生命素粒子が発生しても、まずは生命素粒子を発生させるという訓練の一環です。

次の手順6のエネルギーを沈静化させる行為で手の平と10本の指・眉と眉の間のエネルギーや体から出ているエネルギーを沈静化させてください。生命素粒子は、静かな細胞の動きの中で正常な生命素粒子が発生します。手順4・5・6は、常に沈静化した状態で生命素粒子を発生させるための手順であることを覚えてください。

西洋薬・漢方薬・サプリメント・アロマオイル・タバコ・お酒・気功・手かざし・禅・瞑想・危険ドラッグ・麻薬・電気・放射線・電磁波など、数え上げたらキリがありませんが、これらはすべてバランスの悪い生命素粒子を発生させ、すぐに破壊消滅のエネルギーに転化してしまい、体をひどく壊します。多くの人は、刺激を効果があると錯覚し、すぐに手を出してしまいますが、体をさらに壊す危険な行為なのです。

手順7

両手の平と10本の指・眉と眉の間のエネルギーが沈静化した状態を保ちながら、両手を両胸に当ててください。

自分のお腹の中にある五つの臓器（肝臓・心臓・脾臓・膵臓・腎臓）の位置と、五つの臓器そのものを、強く意識します。

胸の表面は有意識細胞があるので、手の平の活動細胞の動きと連動し、胸の表面細胞が動き始めます。

動き始めた胸の表面細胞が、五臓の細胞と連動し始めます。

五臓が連動し始めると、かすかに五臓の位置が確認できます。

さらにこの状態を続けると、より鮮明に五臓の位置が確認できます。

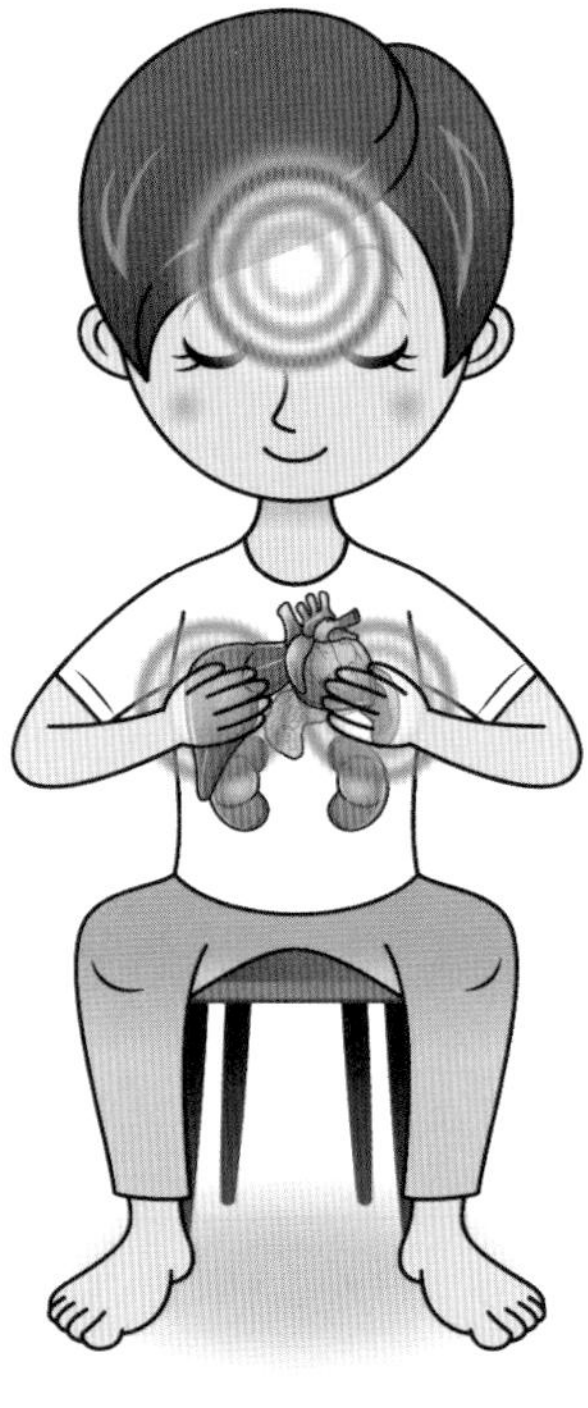

自分のお腹の中にある五臓（肝臓・心臓・脾臓・膵臓・腎臓）の位置と、五臓そのものを強く意識する。

手順8

継続して五臓の位置を確認しながら、胸の中心部（みぞおちより五センチくらい上）に目があることを強く意識します。

その目で、前方3メートルくらい先の一点を、力を抜いて、集中して見続けます。

慣れないと難しいでしょうが、五臓を意識しながら、ひたすらに胸の中心部で前方を見るようにします。

少しずつ、胸の細胞と五臓の細胞が連動し、動き始め、胸の中心部を中心に生命素粒子が発生し、温かいエネルギーが五臓全体をボールのように包み込むようになるまで、根気よく続けます。

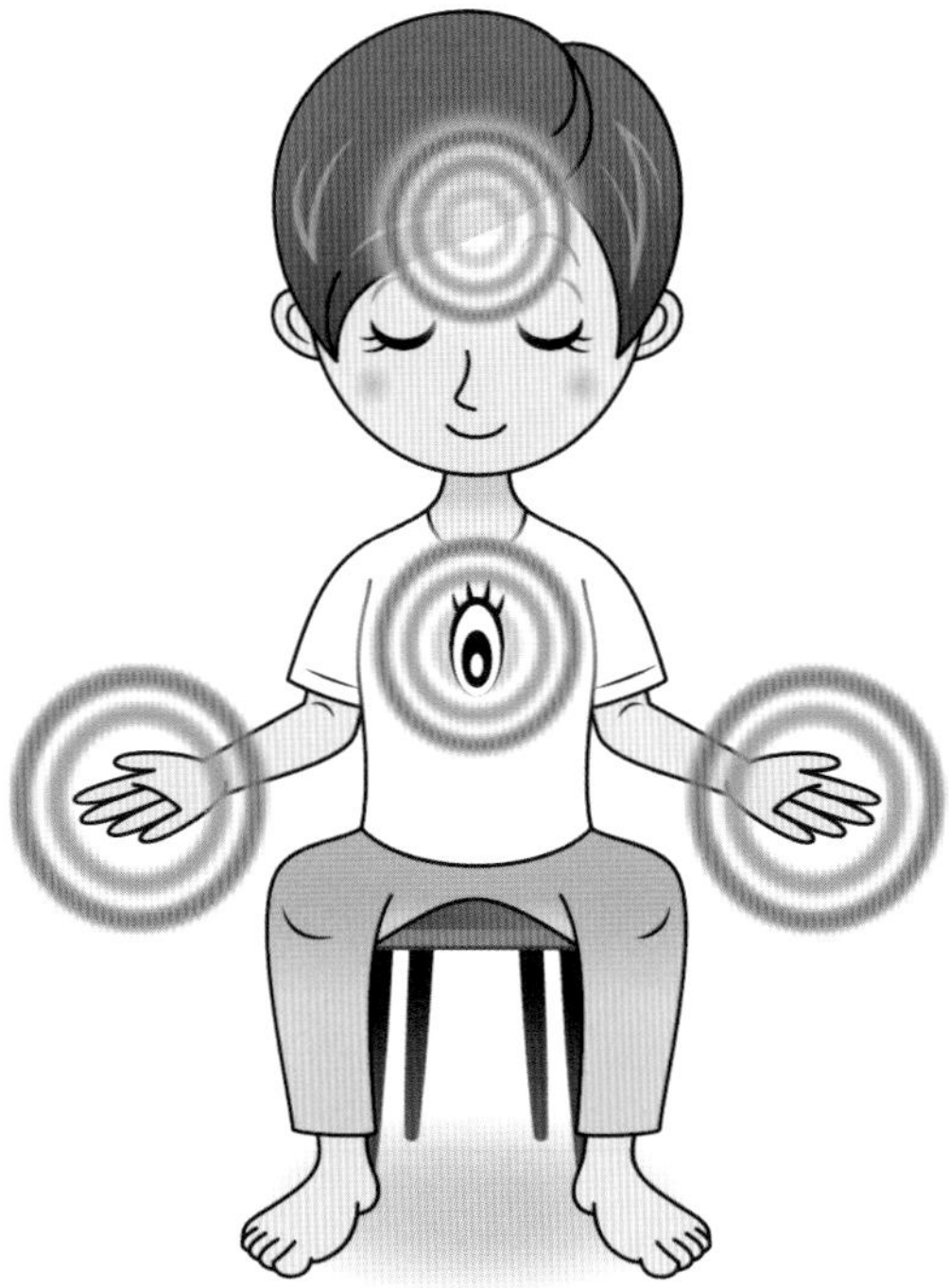

五臓を体感的に意識できたら、胸の中心部に目があることを
意識して、その胸の目で3メートル先の1点をよく見よう。

手順7・8の要点

手順7・8は、病気を完治させるためにはとても大切な技術です。

当然、手順1・2・3・4・5・6をおろそかにしては手順7・8に辿り着けませんから、一つ一つの手順を手を抜かないで練習しましょう。

手順1・2・3・4・5・6・7・8まで、早い人で1週間くらい、遅い人でも1ヶ月くらいで習得できると思います。

五つの臓器（肝臓・心臓・脾臓・膵臓・腎臓）の神経細胞と、それを取り巻く神経細胞は、とても繊細です。

脳内にある神経細胞とは大きく違い、意識などの大きな情報エネルギーを捉えることができませんから、自分の意識で五臓を動かしたりコントロールすることはできないのです。

ただ一つできる方法は、生命素粒子を生み出している手の平と10本の指を胸に当て、五臓を取り巻く神経細胞を連動させて動かす手順7の方法と、眉と眉の間に目がある意識を、五臓の一つ一つの臓器に目があることに振り替え、その五臓一つ一つの目で前方を見る手順8の方法です。

この手順7と8を順番に行うことにより、五臓一つ一つから、正常な生命素粒子が発生してきます。

五臓の一つ一つの臓器から正常な生命素粒子が発生しないと、体の病気や心の病気を完治させることができません。

手順1・2・3・4・5・6・7・8までを、スムーズに行えるようになると、体の病気・心の病気は徐々に快復します。

先に進むことばかりに囚《とら》われずに、手順1・2・3・4・5・6・7・8までをまずはスムーズにできるよう、根気よく続けます。

手順9

生命素粒子が五臓を中心に体全体から発生してくると、五臓（肝臓・心臓・脾臓・膵臓・腎臓）の活動している状態が、少しずつ体感としてわかるようになります。

五臓が活動していることを体感的によくわかるようになったら、五臓が連携して動くことを、強く意識し続けます。

連携して動く五臓を意識し続けると、五臓がひとつにまとまり、大きな動きが始まることが体感的にわかるようになります。

その状態を根気よく続けます。

郵　便　は　が　き

恐縮ですが
切手を貼っ
てお出しく
ださい

1 6 0 - 0 0 0 4

東京都新宿区
四谷4－28－20
(株) たま出版
ご愛読者カード係行

書　名					
お買上 書店名	都道 府県　　市区 郡　　書店				
ふりがな お名前			大正 昭和 平成　年生　歳		
ふりがな ご住所	□□□-□□□□			性別 男・女	
お電話 番　号	(ブックサービスの際、必要)	Eメール			
お買い求めの動機 1. 書店店頭で見て　2. 小社の目録を見て　3. 人にすすめられて 4. 新聞広告、雑誌記事、書評を見て(新聞、雑誌名　　)					
上の質問に 1. と答えられた方の直接的な動機 1. タイトルにひかれた　2. 著者　3. 目次　4. カバーデザイン　5. 帯　6. その他					
ご講読新聞　新聞		ご講読雑誌			

たま出版の本をお買い求めいただきありがとうございます。この愛読者カードは今後の小社出版の企画およびイベント等の資料として役立たせていただきます。

本書についてのご意見、ご感想をお聞かせ下さい。

① 内容について

② カバー、タイトル、編集について

今後、出版する上でとりあげてほしいテーマを挙げて下さい。

最近読んでおもしろかった本をお聞かせ下さい。

小社の目録や新刊情報はhttp://www.tamabook.comに出ていますが、コンピュータを使っていないので目録を　希望する　いらない

お客様の研究成果やお考えを出版してみたいというお気持ちはありますか。

ある　ない　内容・テーマ（　　　）

「ある」場合、小社の担当者から出版のご案内が必要ですか。

希望する　希望しない

ご協力ありがとうございました。

〈ブックサービスのご案内〉

小社書籍の直接販売を料金着払いの宅急便サービスにて承っております。ご購入希望がございましたら下の欄に書名と冊数をお書きの上ご返送下さい。

ご注文書名	冊数	ご注文書名	冊数
	冊		冊
	冊		冊

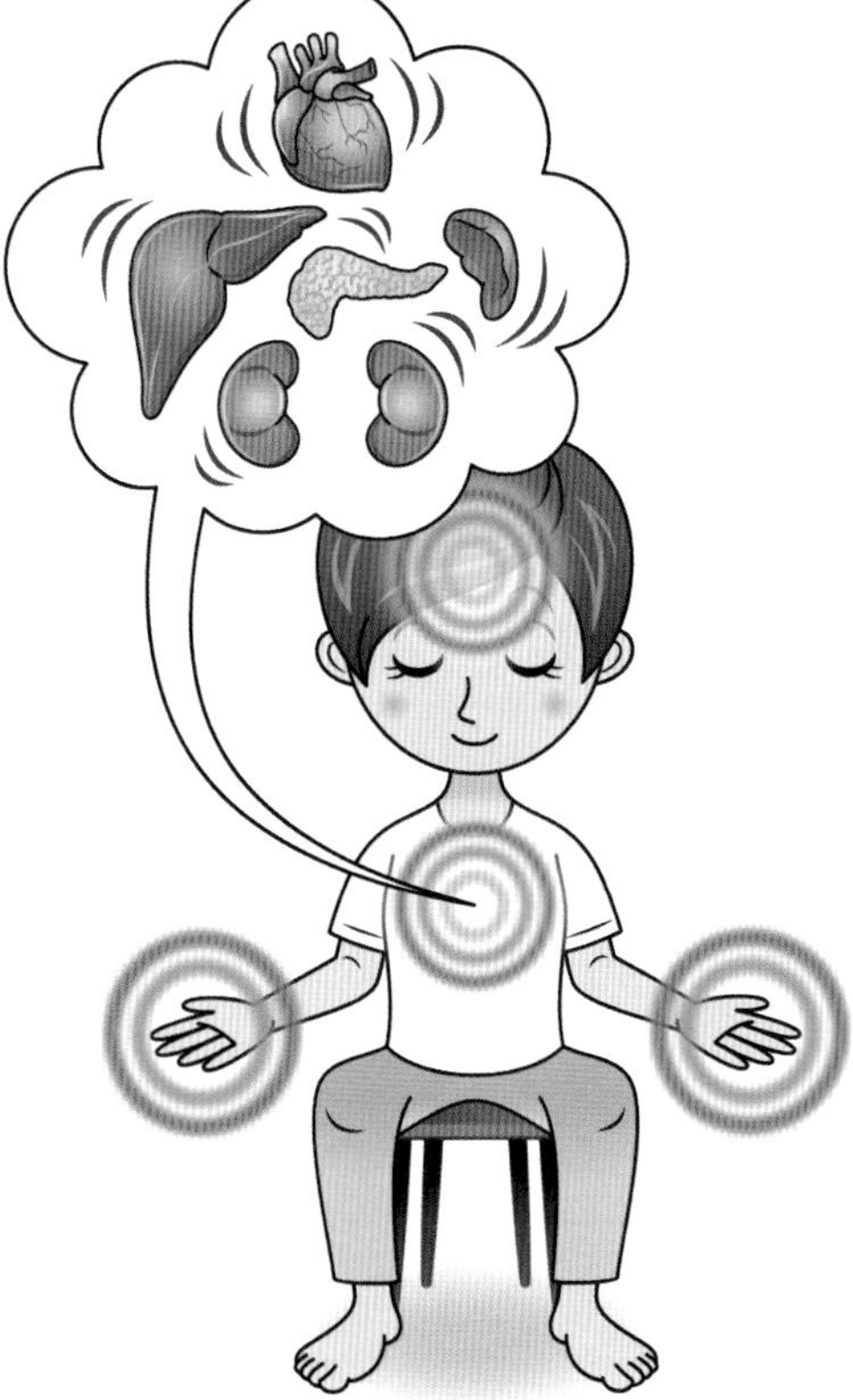

肝臓・心臓・脾臓・膵臓・腎臓の五臓が
躍動していることを体感し、強く意識する。

手順9の要点

手順9は、五つの臓器（肝臓・心臓・脾臓・膵臓・腎臓）の正確な位置と動きを、意識で捕らえることで、正常な生命素粒子を五臓の一つ一つから、意図的にたくさん発生させるものです。

手順9は、手順1・2・3・4・5・6・7・8がスムーズにできるようになると、できます。

早い人は2週間くらいで、遅い人でも2ヶ月くらいでできるようになりますから、途中であきらめないで、根気よく繰り返し、できるようになるまで続けましょう。

五臓の一つ一つの臓器の動きを、意識して捕らえることができるようになると、五臓一つ一つが必要に応じて組み合わさり、必要な働きを始めることで、体の病気や心の病気を快復させ、完治させることができるようになります。

手順1・2・3・4・5・6・7・8・9までは、誰でもできるようになりますから、手を抜かずに諦めないで実行してください。

寝たきりの人でも、手順3・4・5・6・7・8・9まではできますので、頑張ってやりましょう。

人が生まれ持っている唯一の病気の快復方法ですから、これ以外の方法は、何をやっても無駄です。

すべてがその時の対症療法であって、さらに体を壊してしまうことを心に強く留めておきましょう。

手順10

五臓が連携した働きをみせ、一つにまとまり、大きく動いていることが体感的にわかるようになると、体全体を形成している約37兆個の細胞も五臓に連動して動き始めます。

五臓を中心に体全体から生まれ続けている生命素粒子の活動エネルギーは、体全体を言いようのない静寂なエネルギーで包み込みます。

この現象が始まると、ガンやウイルス・バイ菌・病気・ケガ等で破壊されている箇所が、ポッ・ポッ・と、小さな火がつくように熱くなります。

この状態が続くことにより、破壊・異状細胞が、正常な健康細胞に入れ換わり、ガンやウイルス・バイ菌・病気などは消滅します。

手順10は、くれぐれも、執拗に求め過ぎないことが大切です。

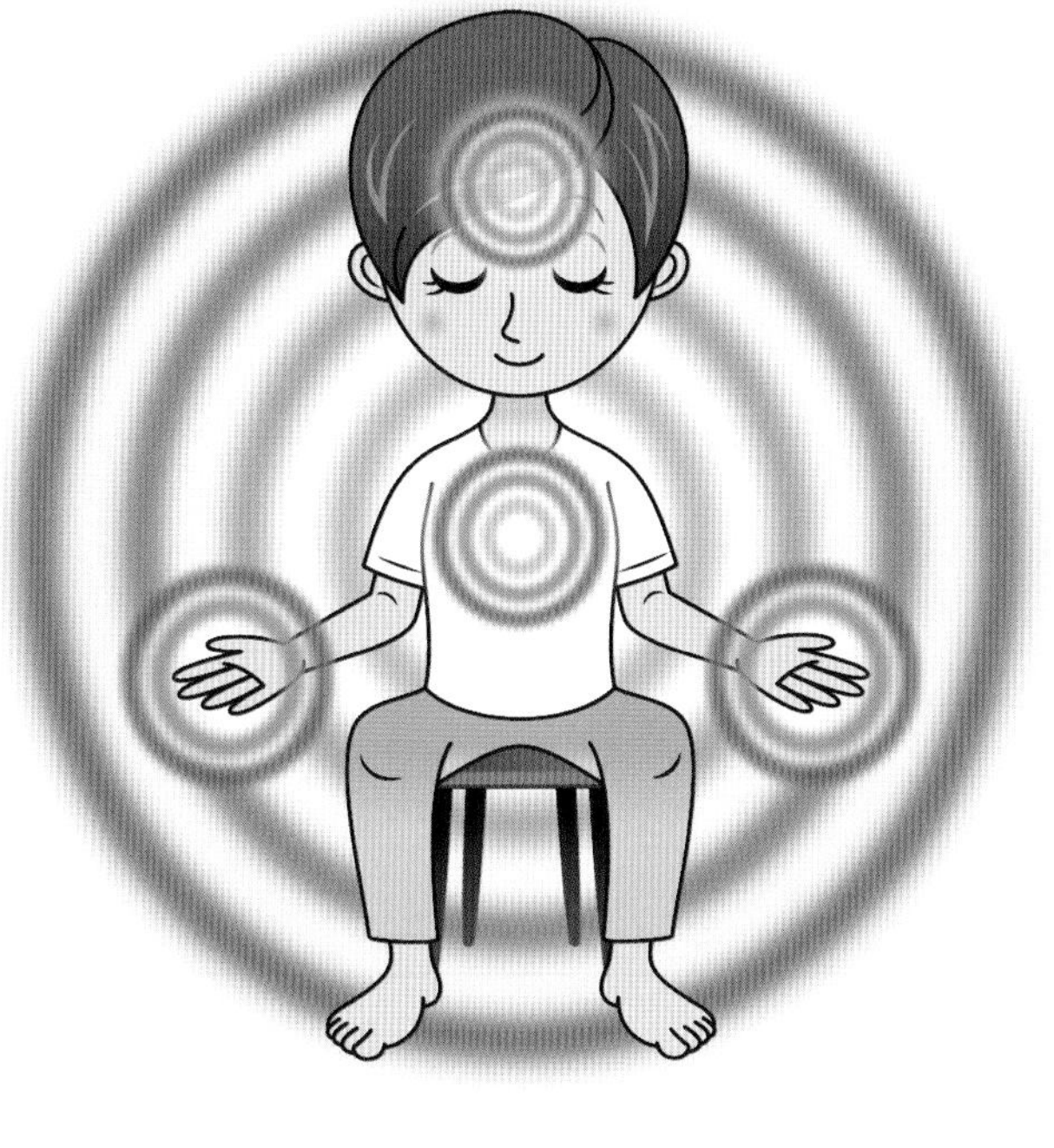

五臓からわき起こる生命素粒子が、
体全体を包むように発生している事を体感する。

手順10の要点

日々、手順1・2・3・4・5・6・7・8・9までをスムーズに行い、日々、体の病気や心の病気を快復に導いている人に起こる現象です。

手順10に、あまり囚《とら》われないようにしてください。

生命素粒子自己療法にただひたすらに縋《すが》りつき、無我夢中に行っている時、一時気持ちが切れた時、何も考えが浮かばない時に発生する現象です。

五臓を意識することなく、体や心の病気を意識することなく、体の痛みやしびれに執着することなく、発生する生命素粒子を意識することなく、そのような状態が重なった時、起こる現象です。

自身の体温を感じることなく、静寂な雰囲気の中、体と周りの空気が一体になった時、体内を流動している複合生命素粒子が働き作用を起こし、自分自身の主軸の修正が始まりますから、慌てずに静かに受け止め、その現象が終わるまで待ちます。

体のあちらこちらで、自身が意識することなく、火を灯すような感じが生まれます。

自分でもわからなかった体の病気や心の病気が、瞬時、快復するのがわかります。

自分の意識も考え方も、行動も状況も、少しずつ大きく変わってくるのがわかります。

くれぐれも、手順10を求めすぎないようにしてください。

生命素粒子から私達に与えてもらえる最高のギフトです。

生命素粒子自己療法　技術実習のまとめ

手順1の動作がぎこちなくスムーズにできない人は、その先の技術の習得は難しいと思います。

肝心な手順1を、正確にスムーズにできるように練習しましょう。

体の病気の人や心の病気の人、ケガの後遺症で苦しんでいる人は、初めは思うようにできず時間がかかると思いますが、くり返し行います。

手順1だけを30分くらいかけて、ゆっくり練習してください。

この1回30分の手順1を、1日5回～7回くらい行いましょう。

手順1がスムーズにできるようになった日より、手順2に進みます。

手順2もとても大切ですから、手順1を10分した後に手順2を30分行う合計40分のセットを、1日5回～6回くらい行います。

手順2までスムーズにできるようになった日より、手順3に進みます。

手順1を10分、手順2を10分、手順3を30分くらい行います。

しっかり手順3ができるようになるまで、1日5回、手順1を10分、手順2を10分、手順3を30分、合計50分くらい行います。

手順3までスムーズにできるようになった日より、手順4に進みます。

手順1を10分、手順2を10分、手順3を10分、手順4を30分くらい行います。

うまくできない人は先に進まず、手順4ができるまで、手順1・2・3・4を、1時間かけて、1日5回行います。

手順4までスムーズにできるようになった日より、手順5に進みます。

手順1を5分、手順2を5分、手順3を5分、手順4を10分、手順5を30分くらい行います。

手順5がスムーズにできるまでは先に進みません。

手順1・2・3・4・5を約1時間かけて、1日4回くらい行います。

手順5までスムーズにできるようになった日より、手順6に進みます。

両手の平と10本の指先・眉と眉の間・体全体のエネルギーが沈静化するまで、手順6に30分くらいかけます。

手順1を5分、手順2を5分、手順3を5分、手順4を5分、手順5を10分、手順6を30分くらい、合計1時間くらい、これを1日4回行います。

手順6までスムーズにできるようになった日より、手順7に進みます。

手順1を5分、手順2を5分、手順3を5分、手順4を5分、手順5を5分、手順6を10分、手順7を30分くらい、約1時間と少し行います。

手順7がスムーズにできるまで先に進まず、毎日4回くらい、できるようになるまで行います。

手順7がスムーズにできるようになったら、手順8に進みます。

手順1を5分、手順2を5分、手順3を5分、手順4を5分、手順5を5分、手順6を5分、手順7を10分、手順8を30分、合計70分のセットを、できるまで毎日4回くらい行います。

手順8ができるようになったら、手順9に進みます。

手順1を5分、手順2を5分、手順3を5分、手順4を5分、手順5を5分、手順6を5分、手順7を5分、手順8は10分、手順9は30分、合計75分くらいかけて行います。

手順9がスムーズにできるようになるまで、毎日3回は実行しましょう。

手順9までできるようになると、抱えていた体の病気や心の病気、ケガの後遺症などは徐々に快復し、完治へと向かっていきます。

手順10に関しては、何か質問がありましたら、一般社団法人生命素粒子普及協会までご連絡ください。丁寧にお答えします。

第3章

すべての病気を完治させる方法

ガン・頭部全般の病気・胴体部主要臓器の病気・手足の病気・全身の病気・女性の病気・子どもの病気・心の病気

すべての病気を完治させる方法

すべての病気を完治させる方法とは、五臓（肝臓・心臓・脾臓・膵臓・腎臓）の働きと作用を連携させ、高い生存能力を生み出すことにあります。どんなに素晴しい西洋薬を用いても、高価な漢方薬を用いても、最新の医学・医術を用いても、生存能力を生み出すことは絶対にできません。

では、どのようにして、すべての病気を完治させるのか？

これから、病状ごとに方法をご紹介します。

生命素粒子自己療法の手順1を5分、手順2を5分、手順3を5分、手順4を5分、手順5を5分、手順6を5分、手順7を5分、手順8を5分、手順9を10分くらいした後、病状によって五臓を色々と組み合わせます。

例えば、ガンという病に対しては、脾臓・心臓を最も強く意識します。手順9の後、脾臓・心臓を同時に20分くらい強く意識した後、次に肝臓・腎臓・膵臓を同時に20分くらい強く意識します。

手順9の後、これを40分付け加えて行うと、例えば乳ガンであれば、1週間くらいでガンが消滅を始めます。

これは一つの例ですが、順次、すべての病気を完治させるための手順を説明します。

現代社会では、スマホ・パソコン・インターネットをフルに使い、仕事や学業にたずさわる人がますます増えています。

それらから発生する電磁波や電気で受ける心身の損傷は計り知れませんが、社会の中からそれらをなくしていくことは難しいでしょう。

では、これらスマホやパソコン・家電などから受ける心身の損傷を最小限に食い止めるには、どうしたらよいでしょうか。

まず、生命素粒子自己療法の手順1を5分、手順2を5分、これを交互に3回ずつ、約30分行ってみてください。

体に蓄積した電磁波や電気が消えていき、自分の体から発生する生体電気が正常に戻ります。

パソコン・スマホ・インターネットを使っている時、イライラしたり高揚するなどの異常興奮を起こしたり、逆に何もやる気がなくなったりする人は、すぐにでも生命素粒子自己療法の手順1と手順2を30分くらい行ってください。

体も心も随分楽になり、仕事も学業も今まで以上にはかどります。

〈ガン〉

ガンとは、著しく細胞破壊が進行し続けていて、かつ、炎症を起こし続けている細胞組織に発生する病気です。

ガンとは、体全体のあちらこちらの機能が低下し破壊された時、自身の生存能力が反転して起こる、肉体破壊の現象です。

反転した生存能力を逆転させ、生存能力を正常に戻すと、ガンは消えていきます。

これ以上の方法は、これからも現れることはありません。

病名・悪性脳腫瘍《あくせいのうしゅよう》

生命素粒子自己療法の、手順1を5分、手順2を5分、手順3を5分、手順4を5分、手順5を5分、手順6を5分、手順7を5分、手順8を5分、手順9を10分くらい行った後、手順9を継続しながら、脾臓・心臓・肝臓を特に強く意識し、20分間手順9を行い、その後、腎臓・膵臓を加え、さらに20分くらい手順9を行う。

病名・脊髄腫瘍《せきずいしゅよう》

生命素粒子自己療法の、手順1を5分、手順2を5分、手順3を5分、手順4を5分、手順5を5分、手順6を5分、手順7を5分、手順8を5分、手順9を10分くらい行った後、手順9を継続しながら、脾臓・心臓を特に強く意識し、20分間手順9を行い、その後、肝臓・腎臓・膵臓を加え、さらに20分くらい手順9を行う。

病名・神経芽細胞腫《しんけいがさいぼうしゅ》

生命素粒子自己療法の、手順1を5分、手順2を5分、手順3を5分、手順4を5分、手順5を5分、手順6を5分、手順7を5分、手順8を5分、手順9を10分くらい行った後、手順9を継続しながら、脾臓・腎臓・心臓を特に強く意識し、20分間手順9を行い、その後、肝臓・膵臓を加え、さらに20分くらい手順9を行う。

病名・喉頭《こうとう》がん

生命素粒子自己療法の、手順1を5分、手順2を5分、手順3を5分、手順4を5分、手順5を5分、手順6を5分、手順7を5分、手順8を5分、手順9を10分くらい行った後、手順9を継続しながら、肝臓・脾臓・心臓を特に強く意識し、20分間手順9を行い、その後、腎臓・膵臓を加え、さらに20分くらい手順9を行う。

病名・甲状腺悪性腫瘍《こうじょうせんあくせいしゅよう》

生命素粒子自己療法の、手順1を5分、手順2を5分、手順3を5分、手順4を5分、手順5を5分、手順6を5分、手順7を5分、手順8を5分、手順9を10分くらい行った後、手順9を継続しながら、脾臓・心臓を特に強く意識し、20分間手順9を行い、その後、肝臓・腎臓・膵臓を加え、さらに20分くらい手順9を行う。

病名・肺《はい》がん

生命素粒子自己療法の、手順1を5分、手順2を5分、手順3を5分、手順4を5分、手順5を5分、手順6を5分、手順7を5分、手順8を5分、手順9を10分くらい行った後、手順9を継続しながら、心臓・脾臓・肝臓を特に強く意識し、20分間手順9を行い、その後、膵臓・腎臓を加え、さらに20分くらい手順9を行う。

病名・乳《にゅう》がん

生命素粒子自己療法の、手順1を5分、手順2を5分、手順3を5分、手順4を5分、手順5を5分、手順6を5分、手順7を5分、手順8を5分、手順9を10分くらい行った後、手順9を継続しながら、脾臓・心臓・肝臓を特に強く意識し、20分間手順9を行い、その後、膵臓・腎臓を加え、さらに20分くらい手順9を行う。

病名・食道《しょくどう》がん

生命素粒子自己療法の、手順1を5分、手順2を5分、手順3を5分、手順4を5分、手順5を5分、手順6を5分、手順7を5分、手順8を5分、手順9を10分くらい行った後、手順9を継続しながら、脾臓・心臓・肝臓を特に強く意識し、20分間手順9を行い、その後、膵臓・腎臓を加え、さらに20分くらい手順9を行う。

病名・胃《い》がん

生命素粒子自己療法の、手順1を5分、手順2を5分、手順3を5分、手順4を5分、手順5を5分、手順6を5分、手順7を5分、手順8を5分、手順9を10分くらい行った後、手順9を継続しながら、脾臓・心臓・肝臓・膵臓を特に強く意識し、20分間手順9を行い、その後、腎臓を加え、さらに20分くらい手順9を行う。

病名・がん性腹膜炎《せいふくまくえん》

生命素粒子自己療法の、手順1を5分、手順2を5分、手順3を5分、手順4を5分、手順5を5分、手順6を5分、手順7を5分、手順8を5分、手順9を10分くらい行った後、手順9を継続しながら、脾臓・心臓・肝臓を特に強く意識し、20分間手順9を行い、その後、腎臓・膵臓を加え、さらに20分くらい手順9を行う。

病名・肝《かん》がん

生命素粒子自己療法の、手順1を5分、手順2を5分、手順3を5分、手順4を5分、手順5を5分、手順6を5分、手順7を5分、手順8を5分、手順9を10分くらい行った後、手順9を継続しながら、脾臓・心臓・腎臓を特に強く意識し、20分間手順9を行い、その後、膵臓・肝臓を加え、さらに20分くらい手順9を行う。

病名・胆管《たんかん》がん

生命素粒子自己療法の、手順1を5分、手順2を5分、手順3を5分、手順4を5分、手順5を5分、手順6を5分、手順7を5分、手順8を5分、手順9を10分くらい行った後、手順9を継続しながら、脾臓・心臓・腎臓を特に強く意識し、20分間手順9を行い、その後、肝臓・膵臓を加え、さらに20分くらい手順9を行う。

病名・胆《たん》のうがん

生命素粒子自己療法の、手順1を5分、手順2を5分、手順3を5分、手順4を5分、手順5を5分、手順6を5分、手順7を5分、手順8を5分、手順9を10分くらい行った後、手順9を継続しながら、脾臓・腎臓・心臓を特に強く意識し、20分間手順9を行い、その後、肝臓・膵臓を加え、さらに20分くらい手順9を行う。

病名・膵臓《すいぞう》がん

生命素粒子自己療法の、手順1を5分、手順2を5分、手順3を5分、手順4を5分、手順5を5分、手順6を5分、手順7を5分、手順8を5分、手順9を10分くらい行った後、手順9を継続しながら、脾臓・腎臓・心臓を特に強く意識し、20分間手順9を行い、その後、肝臓・膵臓を加え、さらに20分くらい手順9を行う。

病名・大腸《だいちょう》がん

生命素粒子自己療法の、手順1を5分、手順2を5分、手順3を5分、手順4を5分、手順5を5分、手順6を5分、手順7を5分、手順8を5分、手順9を10分くらい行った後、手順9を継続しながら、脾臓・心臓・腎臓を特に強く意識し、20分間手順9を行い、その後、肝臓・膵臓を加え、さらに20分くらい手順9を行う。

病名・結腸《けっちょう》がん

生命素粒子自己療法の、手順1を5分、手順2を5分、手順3を5分、手順4を5分、手順5を5分、手順6を5分、手順7を5分、手順8を5分、手順9を10分くらい行った後、手順9を継続しながら、腎臓・脾臓・肝臓・心臓を特に強く意識し、20分間手順9を行い、その後、膵臓を加え、さらに20分くらい手順9を行う。

病名・直腸《ちょくちょう》がん

生命素粒子自己療法の、手順1を5分、手順2を5分、手順3を5分、手順4を5分、手順5を5分、手順6を5分、手順7を5分、手順8を5分、手順9を10分くらい行った後、手順9を継続しながら、腎臓・脾臓を特に強く意識し、20分間手順9を行い、その後、心臓・肝臓・膵臓を加え、さらに20分くらい手順9を行う。

病名・腎細胞《じんさいぼう》がん

生命素粒子自己療法の、手順1を5分、手順2を5分、手順3を5分、手順4を5分、手順5を5分、手順6を5分、手順7を5分、手順8を5分、手順9を10分くらい行った後、手順9を継続しながら、脾臓・心臓・肝臓を特に強く意識し、20分間手順9を行い、その後、膵臓・腎臓を加え、さらに20分くらい手順9を行う。

病名・副腎腫瘍《ふくじんしゅよう》

生命素粒子自己療法の、手順1を5分、手順2を5分、手順3を5分、手順4を5分、手順5を5分、手順6を5分、手順7を5分、手順8を5分、手順9を10分くらい行った後、手順9を継続しながら、脾臓・肝臓・心臓を特に強く意識し、20分間手順9を行い、その後、膵臓・腎臓を加え、さらに20分くらい手順9を行う。

病名・尿管《にょうかん》がん

生命素粒子自己療法の、手順1を5分、手順2を5分、手順3を5分、手順4を5分、手順5を5分、手順6を5分、手順7を5分、手順8を5分、手順9を10分くらい行った後、手順9を継続しながら、脾臓・心臓を特に強く意識し、20分間手順9を行い、その後、肝臓・膵臓・腎臓を加え、さらに20分くらい手順9を行う。

病名・膀胱《ぼうこう》がん

生命素粒子自己療法の、手順1を5分、手順2を5分、手順3を5分、手順4を5分、手順5を5分、手順6を5分、手順7を5分、手順8を5分、手順9を10分くらい行った後、手順9を継続しながら、脾臓・腎臓・心臓を特に強く意識し、20分間手順9を行い、その後、肝臓・膵臓を加え、さらに20分くらい手順9を行う。

病名・前立腺《ぜんりつせん》がん

生命素粒子自己療法の、手順1を5分、手順2を5分、手順3を5分、手順4を5分、手順5を5分、手順6を5分、手順7を5分、手順8を5分、手順9を10分くらい行った後、手順9を継続しながら、腎臓・脾臓・心臓を特に強く意識し、20分間手順9を行い、その後、肝臓・膵臓を加え、さらに20分くらい手順9を行う。

病名・骨肉腫《こつにくしゅ》

生命素粒子自己療法の、手順1を5分、手順2を5分、手順3を5分、手順4を5分、手順5を5分、手順6を5分、手順7を5分、手順8を5分、手順9を10分くらい行った後、手順9を継続しながら、脾臓・心臓・肝臓を特に強く意識し、20分間手順9を行い、その後、腎臓・膵臓を加え、さらに20分くらい手順9を行う。

病名・白血病《はっけつびょう》

生命素粒子自己療法の、手順1を5分、手順2を5分、手順3を5分、手順4を5分、手順5を5分、手順6を5分、手順7を5分、手順8を5分、手順9を10分くらい行った後、手順9を継続しながら、心臓・脾臓・肝臓を特に強く意識し、20分間手順9を行い、その後、腎臓・膵臓を加え、さらに20分くらい手順9を行う。

病名・悪性《あくせい》リンパ腫《しゅ》

生命素粒子自己療法の、手順1を5分、手順2を5分、手順3を5分、手順4を5分、手順5を5分、手順6を5分、手順7を5分、手順8を5分、手順9を10分くらい行った後、手順9を継続しながら、心臓・肝臓・脾臓・腎臓を特に強く意識し、20分間手順9を行い、その後、膵臓を加え、さらに20分くらい手順9を行う。

病名・多発性骨髄腫《たはっせいこつずいしゅ》

生命素粒子自己療法の、手順1を5分、手順2を5分、手順3を5分、手順4を5分、手順5を5分、手順6を5分、手順7を5分、手順8を5分、手順9を10分くらい行った後、手順9を継続しながら、脾臓・心臓・肝臓・腎臓を特に強く意識し、20分間手順9を行い、その後、膵臓を加え、さらに20分くらい手順9を行う。

病名・皮膚《ひふ》がん

生命素粒子自己療法の、手順1を5分、手順2を5分、手順3を5分、手順4を5分、手順5を5分、手順6を5分、手順7を5分、手順8を5分、手順9を10分くらい行った後、手順9を継続しながら、腎臓・脾臓・心臓・肝臓を特に強く意識し、20分間手順9を行い、その後、膵臓を加え、さらに20分くらい手順9を行う。

病名・子宮《しきゅう》がん

生命素粒子自己療法の、手順1を5分、手順2を5分、手順3を5分、手順4を5分、手順5を5分、手順6を5分、手順7を5分、手順8を5分、手順9を10分くらい行った後、手順9を継続しながら、脾臓・腎臓・心臓・肝臓を特に強く意識し、20分間手順9を行い、その後、膵臓を加え、さらに20分くらい手順9を行う。

病名・卵巣《らんそう》がん

生命素粒子自己療法の、手順1を5分、手順2を5分、手順3を5分、手順4を5分、手順5を5分、手順6を5分、手順7を5分、手順8を5分、手順9を10分くらい行った後、手順9を継続しながら、脾臓・腎臓・肝臓・心臓を特に強く意識し、20分間手順9を行い、その後、膵臓を加え、さらに20分くらい手順9を行う。

病名・子宮頸《しきゅうけい》がん

生命素粒子自己療法の、手順1を5分、手順2を5分、手順3を5分、手順4を5分、手順5を5分、手順6を5分、手順7を5分、手順8を5分、手順9を10分くらい行った後、手順9を継続しながら、脾臓・肝臓・腎臓・心臓を特に強く意識し、20分間手順9を行い、その後、膵臓を加え、さらに20分くらい手順9を行う。

〈頭部全般の病気〉

頭部全般は、その多くが、神経細胞群で構成されています。

生体電気の使用量や、血液の使用量も、五臓（肝臓・心臓・脾臓・膵臓・腎臓）に匹敵する程、多く使います。

細胞の新陳代謝（メタボリズム）が盛んに行われるために、病気を多発する要因がたくさんある場所です。

病名・頭痛《ずつう》

生命素粒子自己療法の、手順1を5分、手順2を5分、手順3を5分、手順4を5分、手順5を5分、手順6を5分、手順7を5分、手順8を5分、手順9を10分くらい行った後、手順9を継続しながら、心臓・肝臓・腎臓を特に強く意識し、20分間手順9を行い、その後、脾臓・膵臓を加え、さらに20分くらい手順9を行う。

病名・脳卒中《のうそっちゅう》

生命素粒子自己療法の、手順1を5分、手順2を5分、手順3を5分、手順4を5分、手順5を5分、手順6を5分、手順7を5分、手順8を5分、手順9を10分くらい行った後、手順9を継続しながら、肝臓・心臓・脾臓を特に強く意識し、20分間手順9を行い、その後、腎臓・膵臓を加え、さらに20分くらい手順9を行う。

病名・脳梗塞《のうこうそく》

生命素粒子自己療法の、手順1を5分、手順2を5分、手順3を5分、手順4を5分、手順5を5分、手順6を5分、手順7を5分、手順8を5分、手順9を10分くらい行った後、手順9を継続しながら、脾臓・心臓・肝臓を特に強く意識し、20分間手順9を行い、その後、腎臓・膵臓を加え、さらに20分くらい手順9を行う。

病名・脳出血《のうしゅっけつ》

生命素粒子自己療法の、手順1を5分、手順2を5分、手順3を5分、手順4を5分、手順5を5分、手順6を5分、手順7を5分、手順8を5分、手順9を10分くらい行った後、手順9を継続しながら、肝臓・心臓・脾臓・腎臓を特に強く意識し、20分間手順9を行い、その後、膵臓を加え、さらに20分くらい手順9を行う。

病名・くも膜下出血《まくかしゅっけつ》

生命素粒子自己療法の、手順1を5分、手順2を5分、手順3を5分、手順4を5分、手順5を5分、手順6を5分、手順7を5分、手順8を5分、手順9を10分くらい行った後、手順9を継続しながら、肝臓・脾臓・心臓を特に強く意識し、20分間手順9を行い、その後、腎臓・膵臓を加え、さらに20分くらい手順9を行う。

病名・脳卒中後遺症《のうそっちゅうこういしょう》

生命素粒子自己療法の、手順1を5分、手順2を5分、手順3を5分、手順4を5分、手順5を5分、手順6を5分、手順7を5分、手順8を5分、手順9を10分くらい行った後、手順9を継続しながら、心臓・脾臓・腎臓・肝臓を特に強く意識し、20分間手順9を行い、その後、膵臓を加え、さらに20分くらい手順9を行う。

病名・脳動脈瘤《のうどうみゃくりゅう》

生命素粒子自己療法の、手順1を5分、手順2を5分、手順3を5分、手順4を5分、手順5を5分、手順6を5分、手順7を5分、手順8を5分、手順9を10分くらい行った後、手順9を継続しながら、心臓・脾臓・肝臓を特に強く意識し、20分間手順9を行い、その後、腎臓・膵臓を加え、さらに20分くらい手順9を行う。

病名・てんかん

生命素粒子自己療法の、手順1を5分、手順2を5分、手順3を5分、手順4を5分、手順5を5分、手順6を5分、手順7を5分、手順8を5分、手順9を10分くらい行った後、手順9を継続しながら、心臓・肝臓・腎臓を特に強く意識し、20分間手順9を行い、その後、脾臓・膵臓を加え、さらに20分くらい手順9を行う。

病名・認知症《にんちしょう》

生命素粒子自己療法の、手順1を5分、手順2を5分、手順3を5分、手順4を5分、手順5を5分、手順6を5分、手順7を5分、手順8を5分、手順9を10分くらい行った後、手順9を継続しながら、心臓・肝臓・腎臓を特に強く意識し、20分間手順9を行い、その後、膵臓・脾臓を加え、さらに20分くらい手順9を行う。

病名・脳腫瘍《のうしゅよう》

生命素粒子自己療法の、手順1を5分、手順2を5分、手順3を5分、手順4を5分、手順5を5分、手順6を5分、手順7を5分、手順8を5分、手順9を10分くらい行った後、手順9を継続しながら、心臓・脾臓・肝臓を特に強く意識し、20分間手順9を行い、その後、腎臓・膵臓を加え、さらに20分くらい手順9を行う。

病名・髄膜炎《ずいまくえん》

生命素粒子自己療法の、手順1を5分、手順2を5分、手順3を5分、手順4を5分、手順5を5分、手順6を5分、手順7を5分、手順8を5分、手順9を10分くらい行った後、手順9を継続しながら、脾臓・心臓・肝臓・腎臓を特に強く意識し、20分間手順9を行い、その後、膵臓を加え、さらに20分くらい手順9を行う。

病名・脳炎《のうえん》

生命素粒子自己療法の、手順1を5分、手順2を5分、手順3を5分、手順4を5分、手順5を5分、手順6を5分、手順7を5分、手順8を5分、手順9を10分くらい行った後、手順9を継続しながら、脾臓・心臓・肝臓・腎臓を特に強く意識し、20分間手順9を行い、その後、膵臓を加え、さらに20分くらい手順9を行う。

病名・多発性硬化症《たはつせいこうかしょう》

生命素粒子自己療法の、手順1を5分、手順2を5分、手順3を5分、手順4を5分、手順5を5分、手順6を5分、手順7を5分、手順8を5分、手順9を10分くらい行った後、手順9を継続しながら、心臓・肝臓・脾臓を特に強く意識し、20分間手順9を行い、その後、腎臓・膵臓を加え、さらに20分くらい手順9を行う。

病名・しみ

生命素粒子自己療法の、手順1を5分、手順2を5分、手順3を5分、手順4を5分、手順5を5分、手順6を5分、手順7を5分、手順8を5分、手順9を10分くらい行った後、手順9を継続しながら、腎臓・心臓・肝臓を特に強く意識し、20分間手順9を行い、その後、脾臓・膵臓を加え、さらに20分くらい手順9を行う。

病名・脂漏性皮膚炎《しろうせいひふえん》

生命素粒子自己療法の、手順1を5分、手順2を5分、手順3を5分、手順4を5分、手順5を5分、手順6を5分、手順7を5分、手順8を5分、手順9を10分くらい行った後、手順9を継続しながら、心臓・脾臓・肝臓を特に強く意識し、20分間手順9を行い、その後、腎臓・膵臓を加え、さらに20分くらい手順9を行う。

病名・顔面神経麻痺《がんめんしんけいまひ》

生命素粒子自己療法の、手順1を5分、手順2を5分、手順3を5分、手順4を5分、手順5を5分、手順6を5分、手順7を5分、手順8を5分、手順9を10分くらい行った後、手順9を継続しながら、脾臓・心臓・肝臓を特に強く意識し、20分間手順9を行い、その後、腎臓・膵臓を加え、さらに20分くらい手順9を行う。

病名・円形脱毛症《えんけいだつもうしょう》

生命素粒子自己療法の、手順1を5分、手順2を5分、手順3を5分、手順4を5分、手順5を5分、手順6を5分、手順7を5分、手順8を5分、手順9を10分くらい行った後、手順9を継続しながら、肝臓・膵臓・心臓を特に強く意識し、20分間手順9を行い、その後、腎臓・脾臓を加え、さらに20分くらい手順9を行う。

病名・近視《きんし》

生命素粒子自己療法の、手順1を5分、手順2を5分、手順3を5分、手順4を5分、手順5を5分、手順6を5分、手順7を5分、手順8を5分、手順9を10分くらい行った後、手順9を継続しながら、肝臓・心臓・膵臓を特に強く意識し、20分間手順9を行い、その後、腎臓・脾臓を加え、さらに20分くらい手順9を行う。

病名・白内障《はくないしょう》

生命素粒子自己療法の、手順1を5分、手順2を5分、手順3を5分、手順4を5分、手順5を5分、手順6を5分、手順7を5分、手順8を5分、手順9を10分くらい行った後、手順9を継続しながら、肝臓・心臓・膵臓を特に強く意識し、20分間手順9を行い、その後、腎臓・脾臓を加え、さらに20分くらい手順9を行う。

病名・緑内障《りょくないしょう》

生命素粒子自己療法の、手順1を5分、手順2を5分、手順3を5分、手順4を5分、手順5を5分、手順6を5分、手順7を5分、手順8を5分、手順9を10分くらい行った後、手順9を継続しながら、肝臓・膵臓・心臓を特に強く意識し、20分間手順9を行い、その後、脾臓・腎臓を加え、さらに20分くらい手順9を行う。

病名・難聴《なんちょう》

生命素粒子自己療法の、手順1を5分、手順2を5分、手順3を5分、手順4を5分、手順5を5分、手順6を5分、手順7を5分、手順8を5分、手順9を10分くらい行った後、手順9を継続しながら、肝臓・心臓・腎臓を特に強く意識し、20分間手順9を行い、その後、膵臓・脾臓を加え、さらに20分くらい手順9を行う。

病名・メニエール病《びょう》

生命素粒子自己療法の、手順1を5分、手順2を5分、手順3を5分、手順4を5分、手順5を5分、手順6を5分、手順7を5分、手順8を5分、手順9を10分くらい行った後、手順9を継続しながら、肝臓・心臓・膵臓を特に強く意識し、20分間手順9を行い、その後、腎臓・脾臓を加え、さらに20分くらい手順9を行う。

病名・花粉症《かふんしょう》

生命素粒子自己療法の、手順1を5分、手順2を5分、手順3を5分、手順4を5分、手順5を5分、手順6を5分、手順7を5分、手順8を5分、手順9を10分くらい行った後、手順9を継続しながら、脾臓・肝臓・心臓を特に強く意識し、20分間手順9を行い、その後、腎臓・膵臓を加え、さらに20分くらい手順9を行う。

病名・口内炎《こうないえん》

生命素粒子自己療法の、手順1を5分、手順2を5分、手順3を5分、手順4を5分、手順5を5分、手順6を5分、手順7を5分、手順8を5分、手順9を10分くらい行った後、手順9を継続しながら、脾臓・心臓・肝臓を特に強く意識し、20分間手順9を行い、その後、腎臓・膵臓を加え、さらに20分くらい手順9を行う。

病名・歯周病《ししゅうびょう》

生命素粒子自己療法の、手順1を5分、手順2を5分、手順3を5分、手順4を5分、手順5を5分、手順6を5分、手順7を5分、手順8を5分、手順9を10分くらい行った後、手順9を継続しながら、脾臓・心臓・膵臓・肝臓を特に強く意識し、20分間手順9を行い、その後、腎臓を加え、さらに20分くらい手順9を行う。

病名・顎関節症《がくかんせつしょう》

生命素粒子自己療法の、手順1を5分、手順2を5分、手順3を5分、手順4を5分、手順5を5分、手順6を5分、手順7を5分、手順8を5分、手順9を10分くらい行った後、手順9を継続しながら、肝臓・心臓・腎臓・脾臓・膵臓の順番で、強く意識し、30分間手順9を行う。

〈胴体部・主要臓器の病気〉

胴体部は、頭部以上に人の体の主要臓器がたくさん集まっているところです。

日夜、休むことなく細胞活動を行い、新陳代謝（メタボリズム）を行っているところです。

要の主要臓器・五臓（肝臓・心臓・脾臓・膵臓・腎臓）もここにあります。生存能力発生の地と言えるでしょう。

病名・扁桃炎《へんとうえん》

生命素粒子自己療法の、手順1を5分、手順2を5分、手順3を5分、手順4を5分、手順5を5分、手順6を5分、手順7を5分、手順8を5分、手順9を10分くらい行った後、手順9を継続しながら、脾臓・心臓・肝臓を特に強く意識し、20分間手順9を行い、その後、腎臓・膵臓を加え、さらに20分くらい手順9を行う。

病名・声帯《せいたい》ポリープ

生命素粒子自己療法の、手順1を5分、手順2を5分、手順3を5分、手順4を5分、手順5を5分、手順6を5分、手順7を5分、手順8を5分、手順9を10分くらい行った後、手順9を継続しながら、脾臓・心臓・腎臓を特に強く意識し、20分間手順9を行い、その後、膵臓・肝臓を加え、さらに20分くらい手順9を行う。

病名・睡眠時無呼吸症候群《すいみんじむこきゅうしょうこうぐん》

生命素粒子自己療法の、手順1を5分、手順2を5分、手順3を5分、手順4を5分、手順5を5分、手順6を5分、手順7を5分、手順8を5分、手順9を10分くらい行った後、手順9を継続しながら、心臓・肝臓・腎臓を特に強く意識し、20分間手順9を行い、その後、膵臓・脾臓を加え、さらに20分くらい手順9を行う。

病名・バセドウ病《びょう》

生命素粒子自己療法の、手順1を5分、手順2を5分、手順3を5分、手順4を5分、手順5を5分、手順6を5分、手順7を5分、手順8を5分、手順9を10分くらい行った後、手順9を継続しながら、膵臓・心臓を特に強く意識し、20分間手順9を行い、その後、肝臓・腎臓・脾臓を加え、さらに20分くらい手順9を行う。

病名・慢性甲状腺炎《まんせいこうじょうせんえん》（橋本病《はしもとびょう》）

生命素粒子自己療法の、手順1を5分、手順2を5分、手順3を5分、手順4を5分、手順5を5分、手順6を5分、手順7を5分、手順8を5分、手順9を10分くらい行った後、手順9を継続しながら、脾臓・心臓・膵臓を特に強く意識し、20分間手順9を行い、その後、肝臓・腎臓を加え、さらに20分くらい手順9を行う。

病名・かぜ症候群《しょうこうぐん》

生命素粒子自己療法の、手順1を5分、手順2を5分、手順3を5分、手順4を5分、手順5を5分、手順6を5分、手順7を5分、手順8を5分、手順9を10分くらい行った後、手順9を継続しながら、脾臓・心臓・肝臓・腎臓を特に強く意識し、20分間手順9を行い、その後、膵臓を加え、さらに20分くらい手順9を行う。

病名・インフルエンザ

生命素粒子自己療法の、手順1を5分、手順2を5分、手順3を5分、手順4を5分、手順5を5分、手順6を5分、手順7を5分、手順8を5分、手順9を10分くらい行った後、手順9を継続しながら、脾臓・心臓・肝臓を特に強く意識し、20分間手順9を行い、その後、腎臓・膵臓を加え、さらに20分くらい手順9を行う。

病名・コロナウイルスによる病気《びょうき》

生命素粒子自己療法の、手順1を5分、手順2を5分、手順3を5分、手順4を5分、手順5を5分、手順6を5分、手順7を5分、手順8を5分、手順9を10分くらい行った後、手順9を継続しながら、脾臓・心臓・肝臓を特に強く意識し、20分間手順9を行い、その後、腎臓・膵臓を加え、さらに20分くらい手順9を行う。

病名・気管支喘息《きかんしぜんそく》

生命素粒子自己療法の、手順1を5分、手順2を5分、手順3を5分、手順4を5分、手順5を5分、手順6を5分、手順7を5分、手順8を5分、手順9を10分くらい行った後、手順9を継続しながら、心臓・肝臓・脾臓を特に強く意識し、20分間手順9を行い、その後、腎臓・膵臓を加え、さらに20分くらい手順9を行う。

病名・逆流性食道炎《ぎゃくりゅうせいしょくどうえん》

生命素粒子自己療法の、手順1を5分、手順2を5分、手順3を5分、手順4を5分、手順5を5分、手順6を5分、手順7を5分、手順8を5分、手順9を10分くらい行った後、手順9を継続しながら、肝臓・脾臓・心臓・腎臓を特に強く意識し、20分間手順9を行い、その後、膵臓を加え、さらに20分くらい手順9を行う。

病名・COPD《シーオーピーディー》（慢性閉塞性肺疾患《まんせいへいそくせいはいしっかん》）

生命素粒子自己療法の、手順1を5分、手順2を5分、手順3を5分、手順4を5分、手順5を5分、手順6を5分、手順7を5分、手順8を5分、手順9を10分くらい行った後、手順9を継続しながら、腎臓・心臓・肝臓を特に強く意識し、20分間手順9を行い、その後、脾臓・膵臓を加え、さらに20分くらい手順9を行う。

病名・肺結核《はいけっかく》

生命素粒子自己療法の、手順1を5分、手順2を5分、手順3を5分、手順4を5分、手順5を5分、手順6を5分、手順7を5分、手順8を5分、手順9を10分くらい行った後、手順9を継続しながら、脾臓・心臓・肝臓を特に強く意識し、20分間手順9を行い、その後、腎臓・膵臓を加え、さらに20分くらい手順9を行う。

病名・肺炎《はいえん》

生命素粒子自己療法の、手順1を5分、手順2を5分、手順3を5分、手順4を5分、手順5を5分、手順6を5分、手順7を5分、手順8を5分、手順9を10分くらい行った後、手順9を継続しながら、脾臓・心臓・肝臓・膵臓を特に強く意識し、20分間手順9を行い、その後、腎臓を加え、さらに20分くらい手順9を行う。

病名・狭心症《きょうしんしょう》

生命素粒子自己療法の、手順1を5分、手順2を5分、手順3を5分、手順4を5分、手順5を5分、手順6を5分、手順7を5分、手順8を5分、手順9を10分くらい行った後、手順9を継続しながら、脾臓・肝臓・心臓を特に強く意識し、20分間手順9を行い、その後、腎臓・膵臓を加え、さらに20分くらい手順9を行う。

病名・心筋梗塞《しんきんこうそく》

生命素粒子自己療法の、手順1を5分、手順2を5分、手順3を5分、手順4を5分、手順5を5分、手順6を5分、手順7を5分、手順8を5分、手順9を10分くらい行った後、手順9を継続しながら、肝臓・腎臓・心臓・脾臓を特に強く意識し、20分間手順9を行い、その後、膵臓を加え、さらに20分くらい手順9を行う。

病名・不整脈《ふせいみゃく》

生命素粒子自己療法の、手順1を5分、手順2を5分、手順3を5分、手順4を5分、手順5を5分、手順6を5分、手順7を5分、手順8を5分、手順9を10分くらい行った後、手順9を継続しながら、肝臓・腎臓・心臓を特に強く意識し、20分間手順9を行い、その後、脾臓・膵臓を加え、さらに20分くらい手順9を行う。

病名・心肥大《しんひだい》

生命素粒子自己療法の、手順1を5分、手順2を5分、手順3を5分、手順4を5分、手順5を5分、手順6を5分、手順7を5分、手順8を5分、手順9を10分くらい行った後、手順9を継続しながら、膵臓・脾臓・肝臓を特に強く意識し、20分間手順9を行い、その後、腎臓・心臓を加え、さらに20分くらい手順9を行う。

病名・心不全《しんふぜん》

生命素粒子自己療法の、手順1を5分、手順2を5分、手順3を5分、手順4を5分、手順5を5分、手順6を5分、手順7を5分、手順8を5分、手順9を10分くらい行った後、手順9を継続しながら、膵臓・脾臓・肝臓を特に強く意識し、20分間手順9を行い、その後、腎臓・心臓を加え、さらに20分くらい手順9を行う。

病名・拡張型心筋症《かくちょうがたしんきんしょう》

生命素粒子自己療法の、手順1を5分、手順2を5分、手順3を5分、手順4を5分、手順5を5分、手順6を5分、手順7を5分、手順8を5分、手順9を10分くらい行った後、手順9を継続しながら、脾臓・肝臓・腎臓を特に強く意識し、20分間手順9を行い、その後、膵臓・心臓を加え、さらに20分くらい手順9を行う。

病名・心臓弁膜症《しんぞうべんまくしょう》

生命素粒子自己療法の、手順1を5分、手順2を5分、手順3を5分、手順4を5分、手順5を5分、手順6を5分、手順7を5分、手順8を5分、手順9を10分くらい行った後、手順9を継続しながら、脾臓・腎臓・肝臓を特に強く意識し、20分間手順9を行い、その後、膵臓・心臓を加え、さらに20分くらい手順9を行う。

病名・肋間神経痛《ろっかんしんけいつう》

生命素粒子自己療法の、手順1を5分、手順2を5分、手順3を5分、手順4を5分、手順5を5分、手順6を5分、手順7を5分、手順8を5分、手順9を10分くらい行った後、手順9を継続しながら、心臓・肝臓・腎臓を特に強く意識し、20分間手順9を行い、その後、脾臓・膵臓を加え、さらに20分くらい手順9を行う。

病名・肩《かた》こり

生命素粒子自己療法の、手順1を5分、手順2を5分、手順3を5分、手順4を5分、手順5を5分、手順6を5分、手順7を5分、手順8を5分、手順9を10分くらい行った後、手順9を継続しながら、心臓・肝臓・脾臓・腎臓を特に強く意識し、20分間手順9を行い、その後、膵臓を加え、さらに20分くらい手順9を行う。

病名・五十肩《ごじゅうかた》

生命素粒子自己療法の、手順1を5分、手順2を5分、手順3を5分、手順4を5分、手順5を5分、手順6を5分、手順7を5分、手順8を5分、手順9を10分くらい行った後、手順9を継続しながら、肝臓・心臓・腎臓を特に強く意識し、20分間手順9を行い、その後、膵臓・脾臓を加え、さらに20分くらい手順9を行う。

病名・脊柱側弯症《せきちゅうそくわんしょう》

生命素粒子自己療法の、手順1を5分、手順2を5分、手順3を5分、手順4を5分、手順5を5分、手順6を5分、手順7を5分、手順8を5分、手順9を10分くらい行った後、手順9を継続しながら、腎臓・肝臓・心臓を特に強く意識し、20分間手順9を行い、その後、膵臓・脾臓を加え、さらに20分くらい手順9を行う。

病名・脊髄損傷《せきずいそんしょう》

生命素粒子自己療法の、手順1を5分、手順2を5分、手順3を5分、手順4を5分、手順5を5分、手順6を5分、手順7を5分、手順8を5分、手順9を10分くらい行った後、手順9を継続しながら、心臓・脾臓・肝臓を特に強く意識し、20分間手順9を行い、その後、腎臓・膵臓を加え、さらに20分くらい手順9を行う。

病名・脊椎圧迫骨折《せきついあっぱくこっせつ》

生命素粒子自己療法の、手順1を5分、手順2を5分、手順3を5分、手順4を5分、手順5を5分、手順6を5分、手順7を5分、手順8を5分、手順9を10分くらい行った後、手順9を継続しながら、腎臓・心臓・肝臓を特に強く意識し、20分間手順9を行い、その後、膵臓・脾臓を加え、さらに20分くらい手順9を行う。

病名・腰痛症《ようつうしょう》

生命素粒子自己療法の、手順1を5分、手順2を5分、手順3を5分、手順4を5分、手順5を5分、手順6を5分、手順7を5分、手順8を5分、手順9を10分くらい行った後、手順9を継続しながら、腎臓・肝臓・心臓を特に強く意識し、20分間手順9を行い、その後、膵臓・脾臓を加え、さらに20分くらい手順9を行う。

病名・ぎっくり腰《ごし》

生命素粒子自己療法の、手順1を5分、手順2を5分、手順3を5分、手順4を5分、手順5を5分、手順6を5分、手順7を5分、手順8を5分、手順9を10分くらい行った後、手順9を継続しながら、腎臓・肝臓を特に強く意識し、20分間手順9を行い、その後、膵臓・心臓・脾臓を加え、さらに20分くらい手順9を行う。

病名・腰椎椎間板《ようついついかんばん》ヘルニア

生命素粒子自己療法の、手順1を5分、手順2を5分、手順3を5分、手順4を5分、手順5を5分、手順6を5分、手順7を5分、手順8を5分、手順9を10分くらい行った後、手順9を継続しながら、脾臓・心臓・腎臓を特に強く意識し、20分間手順9を行い、その後、肝臓・膵臓を加え、さらに20分くらい手順9を行う。

病名・腰部脊柱管狭窄症《ようぶせきちゅうかんきょうさくしょう》

生命素粒子自己療法の、手順1を5分、手順2を5分、手順3を5分、手順4を5分、手順5を5分、手順6を5分、手順7を5分、手順8を5分、手順9を10分くらい行った後、手順9を継続しながら、脾臓・心臓・腎臓を特に強く意識し、20分間手順9を行い、その後、肝臓・膵臓を加え、さらに20分くらい手順9を行う。

病名・脊椎《せきつい》すべり症《しょう》

生命素粒子自己療法の、手順1を5分、手順2を5分、手順3を5分、手順4を5分、手順5を5分、手順6を5分、手順7を5分、手順8を5分、手順9を10分くらい行った後、手順9を継続しながら、腎臓・脾臓・肝臓・心臓を特に強く意識し、20分間手順9を行い、その後、膵臓を加え、さらに20分くらい手順9を行う。

病名・坐骨神経痛《ざこつしんけいつう》

生命素粒子自己療法の、手順1を5分、手順2を5分、手順3を5分、手順4を5分、手順5を5分、手順6を5分、手順7を5分、手順8を5分、手順9を10分くらい行った後、手順9を継続しながら、腎臓・心臓・肝臓を特に強く意識し、20分間手順9を行い、その後、膵臓・脾臓を加え、さらに20分くらい手順9を行う。

病名・腎臓病《じんぞうびょう》

生命素粒子自己療法の、手順1を5分、手順2を5分、手順3を5分、手順4を5分、手順5を5分、手順6を5分、手順7を5分、手順8を5分、手順9を10分くらい行った後、手順9を継続しながら、肝臓・心臓・脾臓・膵臓を特に強く意識し、20分間手順9を行い、その後、腎臓を加え、さらに20分くらい手順9を行う。

病名・脾腫《ひしゅ》

生命素粒子自己療法の、手順1を5分、手順2を5分、手順3を5分、手順4を5分、手順5を5分、手順6を5分、手順7を5分、手順8を5分、手順9を10分くらい行った後、手順9を継続しながら、心臓・肝臓・膵臓・腎臓を特に強く意識し、20分間手順9を行い、その後、脾臓を加え、さらに20分くらい手順9を行う。

病名・胃炎《いえん》

生命素粒子自己療法の、手順1を5分、手順2を5分、手順3を5分、手順4を5分、手順5を5分、手順6を5分、手順7を5分、手順8を5分、手順9を10分くらい行った後、手順9を継続しながら、脾臓・膵臓・肝臓を特に強く意識し、20分間手順9を行い、その後、腎臓・心臓を加え、さらに20分くらい手順9を行う。

病名・胃潰瘍《いかいよう》

生命素粒子自己療法の、手順1を5分、手順2を5分、手順3を5分、手順4を5分、手順5を5分、手順6を5分、手順7を5分、手順8を5分、手順9を10分くらい行った後、手順9を継続しながら、肝臓・心臓・脾臓を特に強く意識し、20分間手順9を行い、その後、腎臓・膵臓を加え、さらに20分くらい手順9を行う。

病名・十二指腸潰瘍《じゅうにしちょうかいよう》

生命素粒子自己療法の、手順1を5分、手順2を5分、手順3を5分、手順4を5分、手順5を5分、手順6を5分、手順7を5分、手順8を5分、手順9を10分くらい行った後、手順9を継続しながら、肝臓・心臓・脾臓・腎臓を特に強く意識し、20分間手順9を行い、その後、膵臓を加え、さらに20分くらい手順9を行う。

病名・胃《い》けいれん

生命素粒子自己療法の、手順1を5分、手順2を5分、手順3を5分、手順4を5分、手順5を5分、手順6を5分、手順7を5分、手順8を5分、手順9を10分くらい行った後、手順9を継続しながら、膵臓・心臓・肝臓・腎臓を特に強く意識し、20分間手順9を行い、その後、脾臓を加え、さらに20分くらい手順9を行う。

病名・胃《い》ポリープ

生命素粒子自己療法の、手順1を5分、手順2を5分、手順3を5分、手順4を5分、手順5を5分、手順6を5分、手順7を5分、手順8を5分、手順9を10分くらい行った後、手順9を継続しながら、脾臓・心臓・肝臓・腎臓を特に強く意識し、20分間手順9を行い、その後、膵臓を加え、さらに20分くらい手順9を行う。

病名・ウイルス肝炎《かんえん》

生命素粒子自己療法の、手順1を5分、手順2を5分、手順3を5分、手順4を5分、手順5を5分、手順6を5分、手順7を5分、手順8を5分、手順9を10分くらい行った後、手順9を継続しながら、脾臓・心臓・腎臓を特に強く意識し、20分間手順9を行い、その後、膵臓・肝臓を加え、さらに20分くらい手順9を行う。

病名・肝硬変《かんこうへん》

生命素粒子自己療法の、手順1を5分、手順2を5分、手順3を5分、手順4を5分、手順5を5分、手順6を5分、手順7を5分、手順8を5分、手順9を10分くらい行った後、手順9を継続しながら、脾臓・心臓・膵臓・腎臓を特に強く意識し、20分間手順9を行い、その後、肝臓を加え、さらに20分くらい手順9を行う。

病名・肝不全《かんふぜん》

生命素粒子自己療法の、手順1を5分、手順2を5分、手順3を5分、手順4を5分、手順5を5分、手順6を5分、手順7を5分、手順8を5分、手順9を10分くらい行った後、手順9を継続しながら、心臓・膵臓・脾臓・腎臓を特に強く意識し、20分間手順9を行い、その後、肝臓を加え、さらに20分くらい手順9を行う。

病名・脂肪肝《しぼうかん》

生命素粒子自己療法の、手順1を5分、手順2を5分、手順3を5分、手順4を5分、手順5を5分、手順6を5分、手順7を5分、手順8を5分、手順9を10分くらい行った後、手順9を継続しながら、脾臓・心臓・腎臓を特に強く意識し、20分間手順9を行い、その後、膵臓・肝臓を加え、さらに20分くらい手順9を行う。

病名・胆石症《たんせきしょう》

生命素粒子自己療法の、手順1を5分、手順2を5分、手順3を5分、手順4を5分、手順5を5分、手順6を5分、手順7を5分、手順8を5分、手順9を10分くらい行った後、手順9を継続しながら、脾臓・心臓・腎臓・膵臓を特に強く意識し、20分間手順9を行い、その後、肝臓を加え、さらに20分くらい手順9を行う。

病名・膵炎《すいえん》

生命素粒子自己療法の、手順1を5分、手順2を5分、手順3を5分、手順4を5分、手順5を5分、手順6を5分、手順7を5分、手順8を5分、手順9を10分くらい行った後、手順9を継続しながら、脾臓・心臓・肝臓・腎臓を特に強く意識し、20分間手順9を行い、その後、膵臓を加え、さらに20分くらい手順9を行う。

病名・下痢症《げりしょう》

生命素粒子自己療法の、手順1を5分、手順2を5分、手順3を5分、手順4を5分、手順5を5分、手順6を5分、手順7を5分、手順8を5分、手順9を10分くらい行った後、手順9を継続しながら、膵臓・心臓・肝臓・腎臓を特に強く意識し、20分間手順9を行い、その後、脾臓を加え、さらに20分くらい手順9を行う。

病名・便秘《べんぴ》

生命素粒子自己療法の、手順1を5分、手順2を5分、手順3を5分、手順4を5分、手順5を5分、手順6を5分、手順7を5分、手順8を5分、手順9を10分くらい行った後、手順9を継続しながら、膵臓・心臓・脾臓・肝臓を特に強く意識し、20分間手順9を行い、その後、腎臓を加え、さらに20分くらい手順9を行う。

病名・過敏性腸症候群《かびんせいちょうしょうこうぐん》

生命素粒子自己療法の、手順1を5分、手順2を5分、手順3を5分、手順4を5分、手順5を5分、手順6を5分、手順7を5分、手順8を5分、手順9を10分くらい行った後、手順9を継続しながら、心臓・脾臓・肝臓・腎臓を特に強く意識し、20分間手順9を行い、その後、膵臓を加え、さらに20分くらい手順9を行う。

病名・クローン病《びょう》

生命素粒子自己療法の、手順1を5分、手順2を5分、手順3を5分、手順4を5分、手順5を5分、手順6を5分、手順7を5分、手順8を5分、手順9を10分くらい行った後、手順9を継続しながら、脾臓・心臓・肝臓を特に強く意識し、20分間手順9を行い、その後、腎臓・膵臓を加え、さらに20分くらい手順9を行う。

病名・潰瘍性大腸炎《かいようせいだいちょうえん》

生命素粒子自己療法の、手順1を5分、手順2を5分、手順3を5分、手順4を5分、手順5を5分、手順6を5分、手順7を5分、手順8を5分、手順9を10分くらい行った後、手順9を継続しながら、脾臓・肝臓・心臓・腎臓を特に強く意識し、20分間手順9を行い、その後、膵臓を加え、さらに20分くらい手順9を行う。

病名・腸憩室《ちょうけいしつ》

生命素粒子自己療法の、手順1を5分、手順2を5分、手順3を5分、手順4を5分、手順5を5分、手順6を5分、手順7を5分、手順8を5分、手順9を10分くらい行った後、手順9を継続しながら、腎臓・肝臓・脾臓・心臓を特に強く意識し、20分間手順9を行い、その後、膵臓を加え、さらに20分くらい手順9を行う。

病名・腸閉塞《ちょうへいそく》

生命素粒子自己療法の、手順1を5分、手順2を5分、手順3を5分、手順4を5分、手順5を5分、手順6を5分、手順7を5分、手順8を5分、手順9を10分くらい行った後、手順9を継続しながら、腎臓・肝臓・心臓を特に強く意識し、20分間手順9を行い、その後、膵臓・脾臓を加え、さらに20分くらい手順9を行う。

病名・大腸《だいちょう》ポリープ

生命素粒子自己療法の、手順1を5分、手順2を5分、手順3を5分、手順4を5分、手順5を5分、手順6を5分、手順7を5分、手順8を5分、手順9を10分くらい行った後、手順9を継続しながら、脾臓・心臓・肝臓・腎臓を特に強く意識し、20分間手順9を行い、その後、膵臓を加え、さらに20分くらい手順9を行う。

病名・そけいヘルニア

生命素粒子自己療法の、手順1を5分、手順2を5分、手順3を5分、手順4を5分、手順5を5分、手順6を5分、手順7を5分、手順8を5分、手順9を10分くらい行った後、手順9を継続しながら、腎臓・肝臓・心臓・膵臓を特に強く意識し、20分間手順9を行い、その後、脾臓を加え、さらに20分くらい手順9を行う。

病名・痔《じ》

生命素粒子自己療法の、手順1を5分、手順2を5分、手順3を5分、手順4を5分、手順5を5分、手順6を5分、手順7を5分、手順8を5分、手順9を10分くらい行った後、手順9を継続しながら、脾臓・肝臓・心臓・腎臓を特に強く意識し、20分間手順9を行い、その後、膵臓を加え、さらに20分くらい手順9を行う。

病名・ネフローゼ症候群《しょうこうぐん》

生命素粒子自己療法の、手順1を5分、手順2を5分、手順3を5分、手順4を5分、手順5を5分、手順6を5分、手順7を5分、手順8を5分、手順9を10分くらい行った後、手順9を継続しながら、膵臓・脾臓・心臓・肝臓を特に強く意識し、20分間手順9を行い、その後、腎臓を加え、さらに20分くらい手順9を行う。

病名・腎不全《じんふぜん》

生命素粒子自己療法の、手順1を5分、手順2を5分、手順3を5分、手順4を5分、手順5を5分、手順6を5分、手順7を5分、手順8を5分、手順9を10分くらい行った後、手順9を継続しながら、脾臓・心臓・肝臓を特に強く意識し、20分間手順9を行い、その後、膵臓・腎臓を加え、さらに20分くらい手順9を行う。

病名・尿毒症《にょうどくしょう》

生命素粒子自己療法の、手順1を5分、手順2を5分、手順3を5分、手順4を5分、手順5を5分、手順6を5分、手順7を5分、手順8を5分、手順9を10分くらい行った後、手順9を継続しながら、心臓・脾臓・腎臓を特に強く意識し、20分間手順9を行い、その後、肝臓・膵臓を加え、さらに20分くらい手順9を行う。

病名・膀胱炎《ぼうこうえん》

生命素粒子自己療法の、手順1を5分、手順2を5分、手順3を5分、手順4を5分、手順5を5分、手順6を5分、手順7を5分、手順8を5分、手順9を10分くらい行った後、手順9を継続しながら、脾臓・心臓・肝臓・腎臓を特に強く意識し、20分間手順9を行い、その後、膵臓を加え、さらに20分くらい手順9を行う。

病名・頻尿《ひんにょう》

生命素粒子自己療法の、手順1を5分、手順2を5分、手順3を5分、手順4を5分、手順5を5分、手順6を5分、手順7を5分、手順8を5分、手順9を10分くらい行った後、手順9を継続しながら、心臓・腎臓・肝臓を特に強く意識し、20分間手順9を行い、その後、膵臓・脾臓を加え、さらに20分くらい手順9を行う。

病名・尿失禁《にょうしっきん》

生命素粒子自己療法の、手順1を5分、手順2を5分、手順3を5分、手順4を5分、手順5を5分、手順6を5分、手順7を5分、手順8を5分、手順9を10分くらい行った後、手順9を継続しながら、腎臓・心臓・肝臓を特に強く意識し、20分間手順9を行い、その後、脾臓・膵臓を加え、さらに20分くらい手順9を行う。

病名・尿路結石《にょうろけっせき》

生命素粒子自己療法の、手順1を5分、手順2を5分、手順3を5分、手順4を5分、手順5を5分、手順6を5分、手順7を5分、手順8を5分、手順9を10分くらい行った後、手順9を継続しながら、脾臓・肝臓・心臓・腎臓を特に強く意識し、20分間手順9を行い、その後、膵臓を加え、さらに20分くらい手順9を行う。

病名・前立腺肥大症《ぜんりつせんひだいしょう》

生命素粒子自己療法の、手順1を5分、手順2を5分、手順3を5分、手順4を5分、手順5を5分、手順6を5分、手順7を5分、手順8を5分、手順9を10分くらい行った後、手順9を継続しながら、脾臓・心臓・肝臓を特に強く意識し、20分間手順9を行い、その後、腎臓・膵臓を加え、さらに20分くらい手順9を行う。

病名・更年期障害《こうねんきしょうがい》

生命素粒子自己療法の、手順1を5分、手順2を5分、手順3を5分、手順4を5分、手順5を5分、手順6を5分、手順7を5分、手順8を5分、手順9を10分くらい行った後、手順9を継続しながら、肝臓・心臓・腎臓を特に強く意識し、20分間手順9を行い、その後、脾臓・膵臓を加え、さらに20分くらい手順9を行う。

〈手足の病気〉

手足の病気は、内臓疾患から併発《へいはつ》する確率が高いので、手足の痛みやしびれを重要視する前に、内臓の不調をチェックしてください。

病名・末梢神経障害《まっしょうしんけいしょうがい》

生命素粒子自己療法の、手順1を5分、手順2を5分、手順3を5分、手順4を5分、手順5を5分、手順6を5分、手順7を5分、手順8を5分、手順9を10分くらい行った後、手順9を継続しながら、心臓・肝臓・腎臓を特に強く意識し、20分間手順9を行い、その後、膵臓・脾臓を加え、さらに20分くらい手順9を行う。

病名・脱髄性多発神経炎《だつずいせいたはつしんけいえん》

生命素粒子自己療法の、手順1を5分、手順2を5分、手順3を5分、手順4を5分、手順5を5分、手順6を5分、手順7を5分、手順8を5分、手順9を10分くらい行った後、手順9を継続しながら、肝臓・膵臓・心臓・腎臓を特に強く意識し、20分間手順9を行い、その後、脾臓を加え、さらに20分くらい手順9を行う。

病名・筋萎縮性側索硬化症《きんいしゅくせいそくさくこうかしょう》

生命素粒子自己療法の、手順1を5分、手順2を5分、手順3を5分、手順4を5分、手順5を5分、手順6を5分、手順7を5分、手順8を5分、手順9を10分くらい行った後、手順9を継続しながら、肝臓・膵臓・心臓・腎臓を特に強く意識し、20分間手順9を行い、その後、脾臓を加え、さらに20分くらい手順9を行う。

病名・リンパ浮腫《ふしゅ》

生命素粒子自己療法の、手順1を5分、手順2を5分、手順3を5分、手順4を5分、手順5を5分、手順6を5分、手順7を5分、手順8を5分、手順9を10分くらい行った後、手順9を継続しながら、脾臓・心臓・腎臓・肝臓を特に強く意識し、20分間手順9を行い、その後、膵臓を加え、さらに20分くらい手順9を行う。

病名・関節《かんせつ》リウマチ

生命素粒子自己療法の、手順1を5分、手順2を5分、手順3を5分、手順4を5分、手順5を5分、手順6を5分、手順7を5分、手順8を5分、手順9を10分くらい行った後、手順9を継続しながら、脾臓・心臓・肝臓・腎臓を特に強く意識し、20分間手順9を行い、その後、膵臓を加え、さらに20分くらい手順9を行う。

病名・手湿疹《てしっしん》

生命素粒子自己療法の、手順1を5分、手順2を5分、手順3を5分、手順4を5分、手順5を5分、手順6を5分、手順7を5分、手順8を5分、手順9を10分くらい行った後、手順9を継続しながら、脾臓・心臓・肝臓・膵臓を特に強く意識し、20分間手順9を行い、その後、腎臓を加え、さらに20分くらい手順9を行う。

病名・ひび・あかぎれ

生命素粒子自己療法の、手順1を5分、手順2を5分、手順3を5分、手順4を5分、手順5を5分、手順6を5分、手順7を5分、手順8を5分、手順9を10分くらい行った後、手順9を継続しながら、肝臓・心臓・脾臓・膵臓を特に強く意識し、20分間手順9を行い、その後、腎臓を加え、さらに20分くらい手順9を行う。

病名・変形性股関節症《へんけいせいこかんせつしょう》

生命素粒子自己療法の、手順1を5分、手順2を5分、手順3を5分、手順4を5分、手順5を5分、手順6を5分、手順7を5分、手順8を5分、手順9を10分くらい行った後、手順9を継続しながら、腎臓・心臓・肝臓・脾臓を特に強く意識し、20分間手順9を行い、その後、膵臓を加え、さらに20分くらい手順9を行う。

病名・変形性膝関節症《へんけいせいしつかんせつしょう》

生命素粒子自己療法の、手順1を5分、手順2を5分、手順3を5分、手順4を5分、手順5を5分、手順6を5分、手順7を5分、手順8を5分、手順9を10分くらい行った後、手順9を継続しながら、腎臓・肝臓・心臓・脾臓を特に強く意識し、20分間手順9を行い、その後、膵臓を加え、さらに20分くらい手順9を行う。

病名・痛風《つうふう》（高尿酸血症《こうにょうさんけっしょう》）

生命素粒子自己療法の、手順1を5分、手順2を5分、手順3を5分、手順4を5分、手順5を5分、手順6を5分、手順7を5分、手順8を5分、手順9を10分くらい行った後、手順9を継続しながら、腎臓・心臓・肝臓を特に強く意識し、20分間手順9を行い、その後、脾臓・膵臓を加え、さらに20分くらい手順9を行う。

〈全身の病気〉

全身の病気は、五臓（肝臓・心臓・脾臓・膵臓・腎臓）の不調から発症します。

五臓の不調の警告が、体のあちらこちらに表現としてあらわれます。

病名・高血圧症《こうけつあつしょう》

生命素粒子自己療法の、手順1を5分、手順2を5分、手順3を5分、手順4を5分、手順5を5分、手順6を5分、手順7を5分、手順8を5分、手順9を10分くらい行った後、手順9を継続しながら、肝臓・脾臓・心臓を特に強く意識し、20分間手順9を行い、その後、腎臓・膵臓を加え、さらに20分くらい手順9を行う。

病名・低血圧症《ていけつあつしょう》

生命素粒子自己療法の、手順1を5分、手順2を5分、手順3を5分、手順4を5分、手順5を5分、手順6を5分、手順7を5分、手順8を5分、手順9を10分くらい行った後、手順9を継続しながら、肝臓・腎臓・膵臓・心臓を特に強く意識し、20分間手順9を行い、その後、脾臓を加え、さらに20分くらい手順9を行う。

病名・肥満症《ひまんしょう》

生命素粒子自己療法の、手順1を5分、手順2を5分、手順3を5分、手順4を5分、手順5を5分、手順6を5分、手順7を5分、手順8を5分、手順9を10分くらい行った後、手順9を継続しながら、膵臓・脾臓・心臓・肝臓を特に強く意識し、20分間手順9を行い、その後、腎臓を加え、さらに20分くらい手順9を行う。

病名・やせ

生命素粒子自己療法の、手順1を5分、手順2を5分、手順3を5分、手順4を5分、手順5を5分、手順6を5分、手順7を5分、手順8を5分、手順9を10分くらい行った後、手順9を継続しながら、膵臓・肝臓・心臓・腎臓を特に強く意識し、20分間手順9を行い、その後、脾臓を加え、さらに20分くらい手順9を行う。

病名・糖尿病《とうにょうびょう》

生命素粒子自己療法の、手順1を5分、手順2を5分、手順3を5分、手順4を5分、手順5を5分、手順6を5分、手順7を5分、手順8を5分、手順9を10分くらい行った後、手順9を継続しながら、肝臓・腎臓・心臓を特に強く意識し、20分間手順9を行い、その後、脾臓・膵臓を加え、さらに20分くらい手順9を行う。

病名・糖尿病性神経障害《とうにょうびょうせいしんけいしょうがい》

生命素粒子自己療法の、手順1を5分、手順2を5分、手順3を5分、手順4を5分、手順5を5分、手順6を5分、手順7を5分、手順8を5分、手順9を10分くらい行った後、手順9を継続しながら、心臓・肝臓・脾臓・腎臓を特に強く意識し、20分間手順9を行い、その後、膵臓を加え、さらに20分くらい手順9を行う。

病名・脂質異常症《ししついじょうしょう》

生命素粒子自己療法の、手順1を5分、手順2を5分、手順3を5分、手順4を5分、手順5を5分、手順6を5分、手順7を5分、手順8を5分、手順9を10分くらい行った後、手順9を継続しながら、脾臓・心臓・肝臓・腎臓を特に強く意識し、20分間手順9を行い、その後、膵臓を加え、さらに20分くらい手順9を行う。

病名・骨粗《こつそ》しょう症《しょう》

生命素粒子自己療法の、手順1を5分、手順2を5分、手順3を5分、手順4を5分、手順5を5分、手順6を5分、手順7を5分、手順8を5分、手順9を10分くらい行った後、手順9を継続しながら、脾臓・心臓・肝臓を特に強く意識し、20分間手順9を行い、その後、腎臓・膵臓を加え、さらに20分くらい手順9を行う。

病名・脊髄炎《せきずいえん》

生命素粒子自己療法の、手順1を5分、手順2を5分、手順3を5分、手順4を5分、手順5を5分、手順6を5分、手順7を5分、手順8を5分、手順9を10分くらい行った後、手順9を継続しながら、脾臓・心臓・肝臓を特に強く意識し、20分間手順9を行い、その後、腎臓・膵臓を加え、さらに20分くらい手順9を行う。

病名・パーキンソン病《びょう》

生命素粒子自己療法の、手順1を5分、手順2を5分、手順3を5分、手順4を5分、手順5を5分、手順6を5分、手順7を5分、手順8を5分、手順9を10分くらい行った後、手順9を継続しながら、心臓・肝臓を特に強く意識し、20分間手順9を行い、その後、腎臓・脾臓・膵臓を加え、さらに20分くらい手順9を行う。

病名・筋《きん》ジストロフィー

生命素粒子自己療法の、手順1を5分、手順2を5分、手順3を5分、手順4を5分、手順5を5分、手順6を5分、手順7を5分、手順8を5分、手順9を10分くらい行った後、手順9を継続しながら、脾臓・心臓・肝臓を特に強く意識し、20分間手順9を行い、その後、腎臓・膵臓を加え、さらに20分くらい手順9を行う。

病名・重症筋無力症《じゅうしょうきんむりょくしょう》

生命素粒子自己療法の、手順1を5分、手順2を5分、手順3を5分、手順4を5分、手順5を5分、手順6を5分、手順7を5分、手順8を5分、手順9を10分くらい行った後、手順9を継続しながら、脾臓・心臓・肝臓・腎臓を特に強く意識し、20分間手順9を行い、その後、膵臓を加え、さらに20分くらい手順9を行う。

病名・自律神経失調症《じりつしんけいしっちょうしょう》

生命素粒子自己療法の、手順1を5分、手順2を5分、手順3を5分、手順4を5分、手順5を5分、手順6を5分、手順7を5分、手順8を5分、手順9を10分くらい行った後、手順9を継続しながら、肝臓・腎臓・膵臓・心臓を特に強く意識し、20分間手順9を行い、その後、脾臓を加え、さらに20分くらい手順9を行う。

病名・動脈硬化症《どうみゃくこうかしょう》

生命素粒子自己療法の、手順1を5分、手順2を5分、手順3を5分、手順4を5分、手順5を5分、手順6を5分、手順7を5分、手順8を5分、手順9を10分くらい行った後、手順9を継続しながら、脾臓・肝臓・心臓を特に強く意識し、20分間手順9を行い、その後、腎臓・膵臓を加え、さらに20分くらい手順9を行う。

病名・貧血《ひんけつ》

生命素粒子自己療法の、手順1を5分、手順2を5分、手順3を5分、手順4を5分、手順5を5分、手順6を5分、手順7を5分、手順8を5分、手順9を10分くらい行った後、手順9を継続しながら、脾臓・心臓・肝臓・膵臓を特に強く意識し、20分間手順9を行い、その後、腎臓を加え、さらに20分くらい手順9を行う。

病名・食物《しょくもつ》アレルギー

生命素粒子自己療法の、手順1を5分、手順2を5分、手順3を5分、手順4を5分、手順5を5分、手順6を5分、手順7を5分、手順8を5分、手順9を10分くらい行った後、手順9を継続しながら、脾臓・肝臓・腎臓・心臓を特に強く意識し、20分間手順9を行い、その後、膵臓を加え、さらに20分くらい手順9を行う。

病名・全身性《ぜんしんせい》エリテマトーデス

生命素粒子自己療法の、手順1を5分、手順2を5分、手順3を5分、手順4を5分、手順5を5分、手順6を5分、手順7を5分、手順8を5分、手順9を10分くらい行った後、手順9を継続しながら、脾臓・心臓・腎臓・肝臓を特に強く意識し、20分間手順9を行い、その後、膵臓を加え、さらに20分くらい手順9を行う。

病名・慢性疲労症候群《まんせいひろうしょうこうぐん》

生命素粒子自己療法の、手順1を5分、手順2を5分、手順3を5分、手順4を5分、手順5を5分、手順6を5分、手順7を5分、手順8を5分、手順9を10分くらい行った後、手順9を継続しながら、肝臓・膵臓・心臓・腎臓を特に強く意識し、20分間手順9を行い、その後、脾臓を加え、さらに20分くらい手順9を行う。

病名・免疫不全症候群《めんえきふぜんしょうこうぐん》

生命素粒子自己療法の、手順1を5分、手順2を5分、手順3を5分、手順4を5分、手順5を5分、手順6を5分、手順7を5分、手順8を5分、手順9を10分くらい行った後、手順9を継続しながら、肝臓・心臓・脾臓・膵臓・腎臓を順番に強く意識し、30分間手順9を行う。

病名・湿疹《しっしん》・皮膚炎《ひふえん》

生命素粒子自己療法の、手順1を5分、手順2を5分、手順3を5分、手順4を5分、手順5を5分、手順6を5分、手順7を5分、手順8を5分、手順9を10分くらい行った後、手順9を継続しながら、脾臓・心臓・肝臓・腎臓を特に強く意識し、20分間手順9を行い、その後、膵臓を加え、さらに20分くらい手順9を行う。

病名・アトピー性皮膚炎《せいひふえん》

生命素粒子自己療法の、手順1を5分、手順2を5分、手順3を5分、手順4を5分、手順5を5分、手順6を5分、手順7を5分、手順8を5分、手順9を10分くらい行った後、手順9を継続しながら、心臓・肝臓・膵臓・脾臓を特に強く意識し、20分間手順9を行い、その後、腎臓を加え、さらに20分くらい手順9を行う。

病名・じん麻疹《ましん》

生命素粒子自己療法の、手順1を5分、手順2を5分、手順3を5分、手順4を5分、手順5を5分、手順6を5分、手順7を5分、手順8を5分、手順9を10分くらい行った後、手順9を継続しながら、脾臓・心臓・腎臓を特に強く意識し、20分間手順9を行い、その後、肝臓・膵臓を加え、さらに20分くらい手順9を行う。

病名・ヘルペス

生命素粒子自己療法の、手順1を5分、手順2を5分、手順3を5分、手順4を5分、手順5を5分、手順6を5分、手順7を5分、手順8を5分、手順9を10分くらい行った後、手順9を継続しながら、脾臓・心臓・膵臓・肝臓を特に強く意識し、20分間手順9を行い、その後、腎臓を加え、さらに20分くらい手順9を行う。

病名・帯状疱疹《たいじょうほうしん》

生命素粒子自己療法の、手順1を5分、手順2を5分、手順3を5分、手順4を5分、手順5を5分、手順6を5分、手順7を5分、手順8を5分、手順9を10分くらい行った後、手順9を継続しながら、脾臓・心臓・肝臓を特に強く意識し、20分間手順9を行い、その後、腎臓・膵臓を加え、さらに20分くらい手順9を行う。

〈女性の病気〉

五つの臓器の連携した働きが、女性のすべての病気を解消します。

五臓（肝臓・心臓・脾臓・膵臓・腎臓）を壊すものは、なるべく控えましょう。

成分と香りの強い化粧品、きつい香水、ダイエットサプリメント、アロマオイルなどは特に気をつけましょう。

病名・生理痛《せいりつう》

生命素粒子自己療法の、手順1を5分、手順2を5分、手順3を5分、手順4を5分、手順5を5分、手順6を5分、手順7を5分、手順8を5分、手順9を10分くらい行った後、手順9を継続しながら、腎臓・肝臓・心臓を特に強く意識し、20分間手順9を行い、その後、膵臓・脾臓を加え、さらに20分くらい手順9を行う。

病名・乳房《にゅうぼう》のしこり

生命素粒子自己療法の、手順1を5分、手順2を5分、手順3を5分、手順4を5分、手順5を5分、手順6を5分、手順7を5分、手順8を5分、手順9を10分くらい行った後、手順9を継続しながら、脾臓・心臓・肝臓を特に強く意識し、20分間手順9を行い、その後、腎臓・膵臓を加え、さらに20分くらい手順9を行う。

病名・子宮筋腫《しきゅうきんしゅ》

生命素粒子自己療法の、手順1を5分、手順2を5分、手順3を5分、手順4を5分、手順5を5分、手順6を5分、手順7を5分、手順8を5分、手順9を10分くらい行った後、手順9を継続しながら、脾臓・心臓・腎臓を特に強く意識し、20分間手順9を行い、その後、肝臓・膵臓を加え、さらに20分くらい手順9を行う。

病名・月経前症候群《げっけいぜんしょうこうぐん》（ＰＭＳ）

生命素粒子自己療法の、手順1を5分、手順2を5分、手順3を5分、手順4を5分、手順5を5分、手順6を5分、手順7を5分、手順8を5分、手順9を10分くらい行った後、手順9を継続しながら、脾臓・心臓・腎臓・肝臓を特に強く意識し、20分間手順9を行い、その後、膵臓を加え、さらに20分くらい手順9を行う。

病名・子宮内膜症《しきゅうないまくしょう》

生命素粒子自己療法の、手順1を5分、手順2を5分、手順3を5分、手順4を5分、手順5を5分、手順6を5分、手順7を5分、手順8を5分、手順9を10分くらい行った後、手順9を継続しながら、脾臓・心臓・肝臓を特に強く意識し、20分間手順9を行い、その後、腎臓・膵臓を加え、さらに20分くらい手順9を行う。

病名・流産《りゅうざん》

生命素粒子自己療法の、手順1を5分、手順2を5分、手順3を5分、手順4を5分、手順5を5分、手順6を5分、手順7を5分、手順8を5分、手順9を10分くらい行った後、手順9を継続しながら、肝臓・心臓・脾臓・膵臓・腎臓を順番に強く意識し、30分間手順9を行う。

病名・不妊症《ふにんしょう》

生命素粒子自己療法の、手順1を5分、手順2を5分、手順3を5分、手順4を5分、手順5を5分、手順6を5分、手順7を5分、手順8を5分、手順9を10分くらい行った後、手順9を継続しながら、肝臓・膵臓・心臓を特に強く意識し、20分間手順9を行い、その後、脾臓・腎臓を加え、さらに20分くらい手順9を行う。

病名・女性《じょせい》の更年期障害《こうねんきしょうがい》

生命素粒子自己療法の、手順1を5分、手順2を5分、手順3を5分、手順4を5分、手順5を5分、手順6を5分、手順7を5分、手順8を5分、手順9を10分くらい行った後、手順9を継続しながら、心臓・腎臓・肝臓・膵臓を特に強く意識し、20分間手順9を行い、その後、脾臓を加え、さらに20分くらい手順9を行う。

〈子どもの病気〉

10才以下の子どもが病気の場合は、まず保護者の方がしっかり手順9までをマスターしてください。

生命素粒子自己療法を終えた保護者の方の両手で、子どもの背中から、指示臓器の上を、中の指示臓器を動かすようにマッサージしてください。

保護者の方が手順9までを行い、その後、子どもの病状に合わせた指示に従い、一つの臓器に10分くらいかけて、5つの臓器で合計50分くらいかけて背中からマッサージしてください。

10才以上の子どもの場合は、保護者の方と一緒に手順通り行ってください。

病名・ダウン症候群《しょうこうぐん》

生命素粒子自己療法の、手順1を5分、手順2を5分、手順3を5分、手順4を5分、手順5を5分、手順6を5分、手順7を5分、手順8を5分、手順9を10分くらい行った後、手順9を継続しながら、肝臓・心臓・脾臓・腎臓を特に強く意識し、20分間手順9を行い、その後、膵臓を加え、さらに20分くらい手順9を行う。

病名・脳性麻痺《のうせいまひ》

生命素粒子自己療法の、手順1を5分、手順2を5分、手順3を5分、手順4を5分、手順5を5分、手順6を5分、手順7を5分、手順8を5分、手順9を10分くらい行った後、手順9を継続しながら、脾臓・心臓・肝臓を特に強く意識し、20分間手順9を行い、その後、腎臓・膵臓を加え、さらに20分くらい手順9を行う。

病名・知的能力障害《ちてきのうりょくしょうがい》

生命素粒子自己療法の、手順1を5分、手順2を5分、手順3を5分、手順4を5分、手順5を5分、手順6を5分、手順7を5分、手順8を5分、手順9を10分くらい行った後、手順9を継続しながら、肝臓・心臓・腎臓を特に強く意識し、20分間手順9を行い、その後、膵臓・脾臓を加え、さらに20分くらい手順9を行う。

病名・小児喘息《しょうにぜんそく》

生命素粒子自己療法の、手順1を5分、手順2を5分、手順3を5分、手順4を5分、手順5を5分、手順6を5分、手順7を5分、手順8を5分、手順9を10分くらい行った後、手順9を継続しながら、心臓・肝臓・脾臓を特に強く意識し、20分間手順9を行い、その後、腎臓・膵臓を加え、さらに20分くらい手順9を行う。

病名・先天性心疾患《せんてんせいしんしっかん》

生命素粒子自己療法の、手順1を5分、手順2を5分、手順3を5分、手順4を5分、手順5を5分、手順6を5分、手順7を5分、手順8を5分、手順9を10分くらい行った後、手順9を継続しながら、肝臓・脾臓・膵臓を特に強く意識し、20分間手順9を行い、その後、腎臓・心臓を加え、さらに20分くらい手順9を行う。

病名・ネフローゼ症候群《しょうこうぐん》

生命素粒子自己療法の、手順1を5分、手順2を5分、手順3を5分、手順4を5分、手順5を5分、手順6を5分、手順7を5分、手順8を5分、手順9を10分くらい行った後、手順9を継続しながら、心臓・肝臓・脾臓・膵臓を特に強く意識し、20分間手順9を行い、その後、腎臓を加え、さらに20分くらい手順9を行う。

病名・血友病《けつゆうびょう》

生命素粒子自己療法の、手順1を5分、手順2を5分、手順3を5分、手順4を5分、手順5を5分、手順6を5分、手順7を5分、手順8を5分、手順9を10分くらい行った後、手順9を継続しながら、脾臓・心臓・肝臓を特に強く意識し、20分間手順9を行い、その後、腎臓・膵臓を加え、さらに20分くらい手順9を行う。

病名・小児肥満症《しょうにひまんしょう》

生命素粒子自己療法の、手順1を5分、手順2を5分、手順3を5分、手順4を5分、手順5を5分、手順6を5分、手順7を5分、手順8を5分、手順9を10分くらい行った後、手順9を継続しながら、肝臓・心臓・脾臓・腎臓を特に強く意識し、20分間手順9を行い、その後、膵臓を加え、さらに20分くらい手順9を行う。

病名・川崎病《かわさきびょう》

生命素粒子自己療法の、手順1を5分、手順2を5分、手順3を5分、手順4を5分、手順5を5分、手順6を5分、手順7を5分、手順8を5分、手順9を10分くらい行った後、手順9を継続しながら、脾臓・心臓・肝臓・腎臓を特に強く意識し、20分間手順9を行い、その後、膵臓を加え、さらに20分くらい手順9を行う。

病名・小児《しょうに》がん

生命素粒子自己療法の、手順1を5分、手順2を5分、手順3を5分、手順4を5分、手順5を5分、手順6を5分、手順7を5分、手順8を5分、手順9を10分くらい行った後、手順9を継続しながら、脾臓・心臓・肝臓・腎臓を特に強く意識し、20分間手順9を行い、その後、膵臓を加え、さらに20分くらい手順9を行う。

病名・小児自閉症《しょうにじへいしょう》

生命素粒子自己療法の、手順1を5分、手順2を5分、手順3を5分、手順4を5分、手順5を5分、手順6を5分、手順7を5分、手順8を5分、手順9を10分くらい行った後、手順9を継続しながら、心臓・脺臓・肝臓・腎臓を特に強く意識し、20分間手順9を行い、その後、脾臓を加え、さらに20分くらい手順9を行う。

病名・アスペルガー障害《しょうがい》

生命素粒子自己療法の、手順1を5分、手順2を5分、手順3を5分、手順4を5分、手順5を5分、手順6を5分、手順7を5分、手順8を5分、手順9を10分くらい行った後、手順9を継続しながら、心臓・肝臓・腎臓を特に強く意識し、20分間手順9を行い、その後、脺臓・脾臓を加え、さらに20分くらい手順9を行う。

病名・学習障害《がくしゅうしょうがい》

生命素粒子自己療法の、手順1を5分、手順2を5分、手順3を5分、手順4を5分、手順5を5分、手順6を5分、手順7を5分、手順8を5分、手順9を10分くらい行った後、手順9を継続しながら、膵臓・心臓・肝臓を特に強く意識し、20分間手順9を行い、その後、腎臓・脾臓を加え、さらに20分くらい手順9を行う。

病名・注意欠如《ちゅういけつじょ》・多動症《たどうしょう》（ADHD）

生命素粒子自己療法の、手順1を5分、手順2を5分、手順3を5分、手順4を5分、手順5を5分、手順6を5分、手順7を5分、手順8を5分、手順9を10分くらい行った後、手順9を継続しながら、心臓・肝臓・腎臓を特に強く意識し、20分間手順9を行い、その後、脾臓・膵臓を加え、さらに20分くらい手順9を行う。

〈心の病気〉

心の病気は、すべて内臓の不調から発症します。
薬物治療は弊害があり、快復は望めません。

病名・不安症《ふあんしょう》

生命素粒子自己療法の、手順1を5分、手順2を5分、手順3を5分、手順4を5分、手順5を5分、手順6を5分、手順7を5分、手順8を5分、手順9を10分くらい行った後、手順9を継続しながら、心臓・腎臓・肝臓・膵臓を特に強く意識し、20分間手順9を行い、その後、脾臓を加え、さらに20分くらい手順9を行う。

病名・強迫症《きょうはくしょう》

生命素粒子自己療法の、手順1を5分、手順2を5分、手順3を5分、手順4を5分、手順5を5分、手順6を5分、手順7を5分、手順8を5分、手順9を10分くらい行った後、手順9を継続しながら、心臓・肝臓・腎臓・膵臓を特に強く意識し、20分間手順9を行い、その後、脾臓を加え、さらに20分くらい手順9を行う。

病名・解離症《かいりしょう》

生命素粒子自己療法の、手順1を5分、手順2を5分、手順3を5分、手順4を5分、手順5を5分、手順6を5分、手順7を5分、手順8を5分、手順9を10分くらい行った後、手順9を継続しながら、膵臓・心臓・腎臓を特に強く意識し、20分間手順9を行い、その後、肝臓・脾臓を加え、さらに20分くらい手順9を行う。

病名・心的外傷後《しんてきがいしょうご》ストレス障害《しょうがい》（ＰＴＳＤ）

生命素粒子自己療法の、手順1を5分、手順2を5分、手順3を5分、手順4を5分、手順5を5分、手順6を5分、手順7を5分、手順8を5分、手順9を10分くらい行った後、手順9を継続しながら、心臓・肝臓・腎臓・膵臓を特に強く意識し、20分間手順9を行い、その後、脾臓を加え、さらに20分くらい手順9を行う。

病名・適応障害《てきおうしょうがい》

生命素粒子自己療法の、手順1を5分、手順2を5分、手順3を5分、手順4を5分、手順5を5分、手順6を5分、手順7を5分、手順8を5分、手順9を10分くらい行った後、手順9を継続しながら、心臓・肝臓・膵臓・腎臓を特に強く意識し、20分間手順9を行い、その後、脾臓を加え、さらに20分くらい手順9を行う。

病名・双極性障害《そうきょくせいしょうがい》（躁《そう》うつ病《びょう》）

生命素粒子自己療法の、手順1を5分、手順2を5分、手順3を5分、手順4を5分、手順5を5分、手順6を5分、手順7を5分、手順8を5分、手順9を10分くらい行った後、手順9を継続しながら、心臓・肝臓・膵臓・腎臓を特に強く意識し、20分間手順9を行い、その後、脾臓を加え、さらに20分くらい手順9を行う。

病名・抑《よく》うつ障害《しょうがい》（うつ病《びょう》）

生命素粒子自己療法の、手順1を5分、手順2を5分、手順3を5分、手順4を5分、手順5を5分、手順6を5分、手順7を5分、手順8を5分、手順9を10分くらい行った後、手順9を継続しながら、膵臓・心臓・肝臓・腎臓を特に強く意識し、20分間手順9を行い、その後、脾臓を加え、さらに20分くらい手順9を行う。

病名・統合失調症《とうごうしっちょうしょう》

生命素粒子自己療法の、手順1を5分、手順2を5分、手順3を5分、手順4を5分、手順5を5分、手順6を5分、手順7を5分、手順8を5分、手順9を10分くらい行った後、手順9を継続しながら、心臓・肝臓・腎臓を特に強く意識し、20分間手順9を行い、その後、脾臓・膵臓を加え、さらに20分くらい手順9を行う。

病名・不眠障害《ふみんしょうがい》

生命素粒子自己療法の、手順1を5分、手順2を5分、手順3を5分、手順4を5分、手順5を5分、手順6を5分、手順7を5分、手順8を5分、手順9を10分くらい行った後、手順9を継続しながら、肝臓・腎臓・心臓を特に強く意識し、20分間手順9を行い、その後、膵臓・脾臓を加え、さらに20分くらい手順9を行う。

病名・摂食障害《せっしょくしょうがい》

生命素粒子自己療法の、手順1を5分、手順2を5分、手順3を5分、手順4を5分、手順5を5分、手順6を5分、手順7を5分、手順8を5分、手順9を10分くらい行った後、手順9を継続しながら、心臓・膵臓・肝臓・腎臓を特に強く意識し、20分間手順9を行い、その後、脾臓を加え、さらに20分くらい手順9を行う。

病院に行き、日頃の体調不良をよく診てもらっても、医師からは何でもないと言われ、様々な市販薬やサプリメントを服用しても、ちっとも改善できない体調の不具合。

友人にすすめられるまま通ったヨガ教室や気功教室、健康促進のためのトレーニングジム、何をやっても効果が出ないばかりか、進行する体調不良。

もう誰にも会いたくない、親・兄弟との会話もヘンにかみ合わない、独り言、変な行動、奇抜に見える行動。

心療内科、薬、精神病院、薬、一時の安定した状態をみるも、束の間。
さらに悪化する体調不良。

それに加えて、新たに生まれた心の不安と意識の不調。
自分自身を含め、親・兄弟も抱える苦労と苦しみの始まり。

もう、薬に頼るのはやめましょう。

自分自身が一番辛い、決断と行動。

それは、断薬。

本書を手に入れ、生命素粒子自己療法を、最初の日々は苦しくても、きっちり行ってみてください。

薬に逃げたい、親や兄弟に甘えたい。

それはもう、やめにしましょう。

自分のことは、自分で解決できる方法が見つかったのですから。

生命素粒子自己療法を行い、断薬し、その結果、体調不良以前の、自分自身の体と意識が手に入ります。

健康な体、健全な意識を手に入れてから、先のこと、将来のことを考えましょう。

おわりに

人が患う病気で、治らない病気・治せない病気はありません。

緊急を要する時は、医師・病院・西洋薬・漢方薬に頼ってください。緊急処置が終わった後、落ち着いたら、西洋薬も漢方薬も、サプリメントも控えて、止めるように努力してください。

人の体を治す西洋薬も漢方薬も、最新医療もありません。ましてや、気功やヨガ・手かざし・電気治療・放射線治療や、培養した細胞を体内に入れたり、遺伝子組み替えを行ったりすると、後々大変なことになり、自身を苦しめることになります。

冷静に、自分自身の体を見直してください。
自分の体は、自分自身が一番よくわかります。

自分の病気を快復させ、完治させることができるのは、自分自身の生存能力以外にはありません。

では、生存能力はどうしたら高めることができるのか？

生存能力とは、生命の素粒子が五臓（肝臓・心臓・脾臓・膵臓・腎臓）に働き作用し、五臓の連携した働きと作用で生まれる力のことです。

本書で解説している、生命素粒子自己療法を行ってみてください。
最初から、少しずつ快復への効果が表れることがわかります。

体が快復に向かい、完治する過程において、体がねじれたり、下痢や便秘をしたり、背中や肩・腰・足が痛くなったり、腕や手が痛くなったり、体の一部がかゆくなったりしますが、病気を患い進行している時に出る症状とは違い、かなり優しくやわらかい現象です。

快復が進むにつれ、消えていきます。

日々まじめに、生命素粒子自己療法を正確に行うことが、自分自身の病気快復と病気完治の秘決です。

本書で紹介している生命素粒子自己療法を実行し、体と心の病気を完治させる方法に使っていただくために、体全体と心の病気の名称186例と、それに対する完治方法をのせてありますので当てはめて実行してください。

体と心の健康快復方法を本書で紹介してきましたが、現代社会では、日常生活の中に、体と心を大きく壊し、病気を発病させる様々なものがあふれています。

西洋薬・漢方薬・サンプリメント、パソコン・スマホ・ゲーム・テレビ、食品添加物・農薬・アロマオイルなど、教え上げればきりがありません。

しかし、これらの物事を日常生活から完全に切り離し、逃げ出すことは不可能です。

この、日常生活とは切っても切れない、しかし体と心にとって悪影響を及ぼす物事と共存し生きていくためには、自身の生存能力を常に高めて、維持し続けることが必要不可欠です。

日常生活で受けた悪影響によって壊れ、疲れた体と心を快復させる唯一の方法が、生存能力を高め発揮させる生命素粒子自己療法なのです。

原因不明の体調不良や病気で苦しむ人が多い中で、あなたは本書で知り得た知識と技術を用いて生存能力を高め、体調不良や病気を快復させ、病気とは無縁の存在で、仕事でも、家庭でも、壮快に過ごすことができるのです。

また、仕事でも、私生活でも、高い成果をあげることができます。

副業として、知り得た生命素粒子自己療法の知識と技術を人に教えたり、用いたりすることで、社会貢献をしながら収入を得ることもできます。

本書では、活字とイラストで生命素粒子自己療法を詳しく解説していますが、副業として、また本業として他の人に教えたり用いたりする場合は、一度、沖縄県那覇市にある生命素粒子自己療法普及協会を訪ねてみてください。本書では伝えきれない細かいコツや、重要なポイントを、直接お教え致します。

最後に、本書『クスリやサプリには、もう頼らない！～生命素粒子自己療法～』の制作販売に尽力していただいている、たま出版の社長様、専務様、スタッフの皆様、イラスト制作の先生、原稿制作を手伝ってくださった友人、本書の執筆に協力してくださった先生に、心から感謝いたします。

本書を社会の多くの人達に手に取っていただき、生命素粒子自己療法を正確に行っていただき、健康な体と健全な意識を一日も早く手に入れていただき、活力に満ちた穏やかな生活を日々送っていただけることを願います。

< 著者紹介 >

徳良　悦子（とくら　えつこ）

一般社団法人　生命素粒子自己療法普及協会　会長

人の生存能力が反転作用を起こすことで、ガンや様々な病気が発病する事実を原理法則に基づき解明。長い年月をかけ、ガンや様々な病気を患っている人たちの臨床体感には共通する現象があることを発見し、それを整合性のあるメカニズムにまとめる。それをもとに、わかりやすい技術と知識にした生命素粒子自己療法を使い、ガンや様々な病気で苦しんでいる人たちを早期快復に導き、社会福祉に貢献している。

生命素粒子自己療法の方法や、詳しいことを知りたい方は、下記までお問合せください。

電話：098-868-2339
(一社) 生命素粒子自己療法普及協会

クスリやサプリには、もう頼らない！ ～生命素粒子自己療法～

2021年2月1日　初版第1版発行

著　者　徳良 悦子
発行者　韮澤 潤一郎
発行所　株式会社 たま出版
〒160-0004 東京都新宿区四谷 4-28-20
☎ 03-5369-3051（代表）
http://tamabook.com
振替　00130-5-94804

印刷所　株式会社エーヴィスシステムズ

ISBN 978-4-8127-0447-9　C0047